T. 2660.
Asig.

DE

L'INFLUENCE PERNICIEUSE

DES SAIGNÉES.

BOURGOGNE ET MARTINET,

RUE JACOB, 30.

DE

L'INFLUENCE PERNICIEUSE

DES SAIGNÉES.

PAR

Henri Wiésecké,

DOCTEUR EN MÉDECINE, EN CHIRURGIE ET EN PHILOSOPHIE.

Jamais épidémie, jamais fléau, n'ont
produit tant de mal que les saignées.

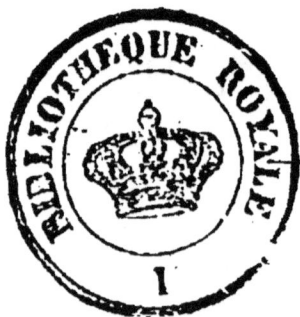

PARIS,

CHEZ L'AUTEUR, RUE TAITBOUT, 31.
BÉCHET JEUNE, place de l'École de Médecine, 4.
HEIDELOFF et CAMPÉ, rue Vivienne, 16.
RUSSEL, rue Hautefeuille, 20.
LEIPSIC,
Chez J.-J. WEBER.
LONDRES,
Chez JAMES RIDGWAY, Piccadilly.

1837

AUX POUVOIRS DE L'ÉTAT.

Pour obtenir une mesure énergique et générale, c'est à un pouvoir puissant qu'il faut s'adresser. L'ouvrage que je présente à ceux qui veillent à la sûreté de la nation, à l'ordre de la France, a pour but de réclamer un grand bien, un bien nécessaire. Il est écrit contre un abus qui n'a pas encore été atteint, parce qu'on n'a pas voulu l'atteindre : l'abus médical des émissions sanguines.

Je proclame leur danger ; je déclare qu'elles causent des maux irréparables, qu'elles poussent des populations vers la tombe, que des améliorations illusoires et éphémères ont malheureusement établi dans l'esprit du public une confiance fatale dans ce moyen thérapeutique, au lieu d'une sage méfiance ; qu'il est important de conjurer ce mal, afin de mettre à couvert des existences d'homme qui sont tous les jours et à toute heure compromises sous la lancette du médecin.

Je suis pénétré de la conviction la plus inébranlable, la plus logiquement fondée, que jamais épidémie, que jamais fléau, n'ont produit tant de mal que ces saignées qu'on lâche avec acharnement sur toutes les maladies, les plus graves comme les plus légères, et qui sont des meurtres organisés par l'aveuglement de la science. Je suis pénétré de tout cela ; et voilà pourquoi j'ai regardé comme un devoir de commencer une croisade contre ce moyen dévastateur, de mettre de côté tous les égards pour déraciner cette mauvaise herbe, pour détrôner cet abus qui est une plaie pour l'humanité comme une honte pour l'art médical.

Sans doute il serait plus convenable de convaincre les intelligences, de se borner à les instruire. Mais le sommeil de l'habitude est un sommeil si lourd, qu'il est difficile d'en délivrer les populations. Des paroles calmes, des conseils modérés se brisent devant un tel obstacle.

«L'Académie de Médecine est un juge compétent : adressez-vous à elle.» Mais l'Académie de Médecine n'est-elle pas la mère de l'erreur que je dénonce? ne favorise-t-elle pas sa durée? ne lui donne-t-elle pas tous les jours une sanction déplorable? Les adversaires des abus dangereux des saignées ni moi ne pourrions donc trouver au sein de l'Académie des juges impartiaux, si nous y trouvions des juges compétents.

Il n'existe cependant aucun autre corps médical qui soit plus investi que celui-là de la confiance publique; il n'en est aucun qui possède plus de lumières, je le sais; mais ce corps médical veut sa conservation, et certes il ne niera pas tout d'abord les travaux antérieurs qui font la base de son existence.

A défaut de l'Académie, vos confrères en médecine ne vous rendront-ils pas justice si la raison est pour vous? Mais me liront-ils, mes confrères, quand ils auront vu le titre de mon ouvrage, un titre qui résume toute ma pensée sur l'influence fatale des émissions sanguines, enfin le titre d'une œuvre écrite contre le moyen thérapeutique que l'Académie et les médecins déclarent si puissant, si efficace contre les maladies, que c'est à lui seul qu'ils recourent dans tous les cas et à chaque instant!

J'ai donc été forcé de quitter les sentiers battus, de recourir à tous les moyens qui pouvaient donner à ma voix le plus de puissance, à mon opposition le plus d'énergie.

Et voilà pourquoi je vous adresse mon œuvre, pour que vous jugiez de ma conviction et que vous la partagiez, si vous reconnaissez qu'elle a pour base une base solide. Je vous l'adresse pour vous exposer la nature des moyens dont l'opposition immédiate au système des émissions sanguines pourrait enfin mettre un terme au danger qu'il est impossible de méconnaître.

Or, pour opposer à ce mal des moyens violents efficaces, des moyens marqués au sceau de l'utilité publique, et que le public respecterait, car il ne pourrait douter de leur sagesse; c'est à vous qui êtes à la tête de la nation, qui êtes ses arbitres, que je dois m'adresser.

Est-ce pour la première fois d'ailleurs que les gouvernements se sont occupés de la santé publique? Oh non! quand l'engouement médical adopta avec enthousiasme l'émétique, les parlements arrêtèrent un si pernicieux débordement; et cet acte de pouvoir n'est pas, vous pouvez le croire, la perle la moins brillante de leur couronne.

Ce n'est pas donc vous demander d'outrepasser vos pouvoirs que de vous conjurer de marcher sur de si nobles traces. Ce n'est pas vous demander de sortir de vos attributions, que de réclamer de vous appui et association pour mettre un terme au mal qui pèse depuis si long-temps sur la terre de France.

Qu'il me soit permis dès-lors de vous exposer le moyen, le seul moyen qu'il soit possible d'employer, pour anéantir dans les habitudes du public et les opinions des hommes de l'art, le funeste préjugé des émissions sanguines.

Une statistique véritable, une statistique dressée par des hommes qu'aucun intérêt particulier ne pourrait aveugler; une statistique prenant ses éléments dans les registres de mortalité des hôpitaux et de la ville, une statistique qui serait publiée tous les mois par des journaux spéciaux; voilà ce qui pourrait dévoiler la vérité avec assez de puissance pour que notre but fût pour ainsi dire atteint.

Voici d'ailleurs comment je conçois ce recensement mortuaire:

NOM du méd'cin sous le traitement duquel le malade a succombé.	TOTAL DES défunts du 1er janvier 1857 au 1er février 1857.	NOMBRE DES		NOMBRE DES	
		malades qui ont été traités dans leur dernière maladie par des émissions sanguines.	malades qui ont été traités dans leur dernière maladie sans émissions sanguines.	malades qui ont subi des émissions sanguines avant leur dernière maladie.	malades qui ont été affectés de leur dernière maladie, sans avoir jamais subi des émissions sanguines.
Le Dr. A.	100	100	»	100	»
Le Dr. B.	100	99	1	100	»
	200	199	1	200	»

A

Un seul coup-d'œil sur ces cases et ces calculs mettrait le public et le savant au fait d'une question qui importe à l'intérêt de tous, puisqu'elle touche à la vie de chacun.

Des difficultés pourraient peut-être mettre obstacle à ce travail; mais il est facile de prouver le contraire : personne ne meurt isolé. Il y a toujours auprès d'un malade des gardes, des amis, des parents; eh bien! ceux-là seraient obligés de répondre aux questions qu'on leur ferait sur le traitement subi par le malade. Il ne serait pas besoin de créer, pour remplir cette mission, une fonction spéciale. N'y a-t-il pas des médecins chargés de visiter les cadavres pour s'assurer de la réalité de la mort? Je ne dis pas pour cela qu'on investisse les médecins d'un tel devoir; des commissaires de police pourraient aussi remplir cette mission importante et facile.

Quels sont les intérêts, les droits, qui seraient froissés par une telle statistique? Ceux du public? certainement non! puisqu'il saurait au moins quel est le médecin qui a le plus petit cortège mortuaire, le médecin qui mérite le plus de confiance, et dont les soins, les secours, présentent le plus de chances d'efficacité! Serait-ce les droits, les intérêts des médecins? Mais les hommes de l'art, qui considèrent cet art comme un noble sacerdoce, qui savent que parce qu'ils peuvent et doivent produire le bien, ils sont responsables du mal; ceux-là, dis-je, s'applaudiraient de voir plus de lumières converger sur l'horizon médical.

Resteraient donc les médecins qui ne méritent pas ce titre, ni par la science ni par la probité. Oh! ceux-là, il ne peut leur appartenir d'attendre ni ménagements, ni égards de la part de personne; et dès-lors peut-on les considérer comme un obstacle à l'avénement de la vérité?

Ceux dont les intérêts seraient les plus blessés par la formation de cette statistique, seraient les homéopathes et moi, si cette statistique ne répondait pas à ma conviction, à ma certitude. Mais qu'importe l'intérêt de quelques hommes quand il s'agit du vrai, du juste, de l'utile? Cet intérêt est peu devant de si puissantes considérations, et les disciples de notre doctrine et moi en ferions sans regret le sacrifice.

Notre certitude, notre conviction, nous les avons acquises en suivant pas à pas l'homme de l'art dans sa carrière pratique. Et voici la leçon que nous en avons tirée.

Il existe un contrat tacite entre le médecin et le malade; l'un se remet aveuglément aux mains du médecin, et l'autre devient l'arbitre de la volonté, de la vie du malade. Il faut donc que le médecin s'identifie, en quelque sorte, à la position de son client; qu'il mesure, par la logique et la droiture du cœur, chacune de ses intentions, chacune de ses prescriptions médicales. Mais ce devoir devient un devoir d'une responsabilité immense, quand il s'agit d'employer, contre l'affection à guérir, le remède le plus éminemment désorganisateur qui existe : les émissions sanguines.

Mais est-ce long-temps qu'on médite sur l'importance, sur les suites d'une saignée, devant une maladie grave ou légère? Non, et voilà pourquoi j'en conclus que malgré que l'art médical doive conserver toute sa liberté, son indépendance, il faut cependant lui donner des entraves qui auraient pour but de faire ressortir davantage encore la vérité de la statistique que je réclame de votre influence.

Je vais dire là dessus mon opinion tout entière:

Il faudrait que le médecin motivât son traitement en faisant précéder par les détails des symptômes de son malade, l'indication du jour de la saignée; il faudrait qu'un pronostic fût mis à la suite de ce compte-rendu. Ce compte-rendu général devrait être écrit, signé de la main du médecin qui l'aurait mis sous les yeux des parents du malade, au moment de pratiquer l'émission de sang; et puis il serait remis entre les mains d'hommes spécialement chargés de cela, pour que toutes ces histoires partielles servissent à la publicité du mal évident que je dénonce.

Si un réglement, une loi, pouvaient produire une telle organisation, la vérité ne tarderait pas à se montrer tout entière, aux intéressés comme aux médecins. C'est le désir de la voir luire sur ces erreurs qui couvrent encore l'art médical, qui m'a fait prendre la plume, élever une voix qui trouvera son écho chez mes adversaires en doctrine : mais avec une conviction dans le cœur, une conviction qui s'affermit par l'expérience de tous les jours, avec cette conviction douloureuse je ne pouvais me taire : sans cela, je n'eusse pas osé rompre le ban des habitudes sociales de France ; je me serais tu. J'aurais mieux fait peut-être de le faire pour ne pas soulever des haines contre moi ; mais je devais crier cet appel que vous entendrez sans doute, car il ne faut pas couvrir le médecin d'un manteau qui puisse le mettre à l'abri d'une faute. Non, il est assez en dehors de la loi, pour que la loi ne le mette pas en dehors du blâme public, quand sa conduite lui mérite ce blâme.

A celui qui secondera notre bonne volonté, qui joindra la puissance de sa voix à la faiblesse de la nôtre, nous osons promettre, non pas la reconnaissance de quelques hommes, mais celle de l'humanité.

Le docteur WIÉSECKÉ.

AUX HOMMES DE LA PRESSE.

––––––

Les questions les plus importantes sont du domaine de la presse; et la presse peut jeter sa lumière
sur toutes les questions. Voilà pourquoi je réclame
d'elle ce que tout homme qui écrit et qui veut
être utile en écrivant, a le droit de réclamer; je
réclame pour mon œuvre qui n'a été faite que dans
le but de poursuivre un abus, de démasquer un
danger, je réclame cette attention, cette publicité,
cette protection, qui doivent être en aide à celui
qui n'a pour tout secours que sa conviction et son
bon vouloir.

Les abus et les dangers que je dénonce au public, au pouvoir, à la presse, sont ceux d'un
moyen médical qui réunit encore beaucoup de
sympathies. Ce moyen, c'est les saignées, que ne
rejettent ni les médecins ni les malades, quoique
ce soit à leur emploi qu'on puisse rattacher les
plus funestes résultats et le plus grand nombre
des résultats funestes de la pratique médicale.

L'appui que nous vous demandons, à vous qui
êtes les interprètes éclairés de l'opinion, vous nous

le devez : car vous ne ferez que marcher sur les traces de celui qui par son talent méritait le titre de votre chef. Armand Carrel au lit de mort déclara hautement, ce qu'il eût stigmatisé en d'autres termes s'il avait pu survivre à la blessure qui termina sa vie; il déclara que les saignées qu'on lui avait faites, éteignaient sa raison, rapprochaient ses derniers moments; il déclara ce que tout malade dirait, s'il avait assez de lumières et assez d'indépendance d'esprit pour rattacher les symptômes de son mal à leur vraie source, pour croire plutôt à ses sensations qu'aux paroles obscures et décevantes du médecin.

Ainsi Carrel a stigmatisé de sa voix puissante, et au moment le plus solennel de sa vie, l'erreur médicale dont il éprouvait l'influence. O vous qui continuez la carrière de Carrel, arrêtez-vous sur nos paroles, nos arguments; et concluez comme nous, comme lui, en faveur de nos désirs, de nos espérances !!

Comparez les habitants des campagnes aux habitants des villes; voyez comme les premiers sont riches de cette énergie vitale que les autres n'ont pas; cherchez-en la cause : elle est, il est vrai, dans leurs habitudes, dans l'air pur et vivifiant qu'ils respirent. Mais cet air pur et vivifiant, ces habitudes de travail, n'impriment un cachet d'énergie aux habitants des campagnes, que parce qu'aucune cause ne vient détruire ce beau développement de vitalité; en un mot, parce que les saignées ne sont pas là l'élément indispensable du médecin, le seul acier de bonne trempe qu'il puisse appliquer à la racine des affections de l'espèce.

On a dressé des cartes pour marquer les divers degrés d'instruction des départements ; on pourrait en dresser aussi pour marquer les lieux où les saignées sont le plus à la mode. Il est facile, sans les faire connaître, de deviner les résultats de ce travail : la durée de l'existence serait en rapport inverse de l'usage des saignées.

Pour prouver combien la raison est pour nous, qu'on observe avec attention les habitants des grandes villes, de Paris; qu'on regarde la foule aux visages pâles, aux yeux mats, à la démarche chancelante, à la constitution débile; qu'on demande *à ces malades sains* depuis quand ils sont ainsi ; et ils répondront : depuis la saignée! qu'on demande à ceux qui présentent une apparence de santé et qui pourtant sont souffrants, sont affectés de douleurs nerveuses ou rhumatismales, ou d'affections gastriques ou de faiblesse de la vue, de l'intelligence, de la mémoire, de l'esprit; qu'on leur fasse la même question; et ils répondront encore : depuis la saignée! Ceux qui sont paresseux d'esprit et de corps, qui ne trouvent de plaisir à rien, qui ne sympathisent ni avec un plaisir ni avec une peine, qui sont tellement irritables que l'événement le plus ordinaire les met en agitation; ces hommes qui semblent déchus de l'énergie physique et morale de leur sexe, ne peuvent encore attribuer leur état qu'aux émis-

sions de sang, qu'aux saignées!! Les personnes qui
ne souffrent pas, mais qui ne peuvent s'exposer ni
au soleil ni à l'air du soir, ni au moindre courant
d'air, ni au plus faible changement de température,
sans s'attirer des douleurs aiguës ; qui se couvrent
de flanelle et d'habillements doubles ; qui n'osent
manger et boire telle ou telle chose, sans voir se changer en maladie cette santé si misérable; qu'on leur
demande depuis quand cet état existe , et il vous
diront comme les autres: c'est depuis les saignées!!

Eh bien ! que les affections de ces victimes des
émissions de sang ne soient pas parvenues à leur
dernier période, on a recours encore, pour guérir
le mal, au moyen qui l'a produit ; à ce moyen sans
lequel ces malheureux jouiraient de tous les avan-
tages d'une constitution saine. Mais l'aveuglement
est si grand, que les intéressés eux-mêmes, ceux
qui doivent supporter les suites funestes des saignées, que ceux-là sont les premiers à en réclamer
le secours, à implorer cette opération comme on
implore une grâce ; à attendre son efficacité illusoire, comme on attend le moment de la guérison. Il
n'est donc pas étonnant que les saignées ne produisent
pas seulement des maux de tête, des vertiges, des
insomnies, des congestions ; car elles sont la source
des symptômes les plus graves et parfois la cause
immédiate de la mort.

Pour que l'opinion que je soutiens ne puisse
avoir aucun argument contre elle, il suffit de jeter
les yeux sur l'histoire des maladies, l'histoire écrite

ou l'histoire vivante. Eh bien ! voici ce que l'expérience peut logiquement retirer de cette pénible épreuve : que les sangsues, la lancette, ne sont pas un moyen de guérison, mais un moyen qui rend le corps malade au lieu de l'affranchir du mal.

Ainsi vous, messieurs de la presse, vous qui êtes les organes de la raison publique et des besoins de tous, pesez chaque phrase de notre œuvre ; méditez sur les raisons, les arguments qu'elle contient ; comparez leur valeur entièrement basée sur des faits, comparez-les aux doctrines hypothétiques des médecins qui font de la science avec de l'imagination. Déchirez enfin le voile du préjugé, car l'erreur ne doit pas se cacher derrière l'ignorance du peuple. La science est toute à tous ; et l'art médical ne doit dérober sa base à personne : toutes les intelligences doivent pouvoir en mesurer la solidité.

Que nos intentions soient secondées, et l'avénement de la vérité se manifestera bientôt. Alors le public, qui commence déjà à bien juger, deviendra l'appréciateur de cet art de guérir, qui, avec son moyen prétendu curateur, paralyse l'intelligence et les forces du malade.

Aidez-nous, et notre mission sera facile, aussi facile que belle à accomplir. Peut-être quelques ennemis de tout ce qui veut le bien, ou quelques malheureux aveugles aiguiseront-ils contre nous l'arme du ridicule. Mais le courage de bien faire, et la conviction de marcher dans la bonne voie, émoussent presque toujours les armes les mieux trempées.

Aussi, que notre but soit atteint, et nous oublierons tous les antagonismes coupables qui se seront mis au travers de notre route. Radier un mal, un danger, de la liste de ceux qui tourmentent les sociétés humaines, est un triomphe trop brillant pour que ce triomphe ne soit la plus douce de toutes les compensations pour les dangers et les obstacles du voyage.

LE DOCTEUR WIÉSECKÉ.

INTRODUCTION.

Si on jette les yeux sur l'état actuel de la médecine, on y puise une triste conviction. Le résultat de cette étude philosophique doit nécessairement être celui-ci : non la médecine, telle qu'on la conçoit, qu'on la pratique aujourd'hui, cette médecine qui s'individualise en quelque sorte en théorie particulière dans l'intelligence de chaque médecin ; cette médecine n'est pas une science.

Il n'est pas besoin, pour faire cette découverte, d'avoir long-temps médité sur les secrets et les merveilles de cet art ; un esprit droit, un esprit qui ne cherche pas une conviction sous l'influence d'une passion égoïste, ou d'un enthousiasme déplacé, peut trouver l'inconnue de ce problème facile ; et il y a tant d'hommes maintenant qui cherchent des lumières au-delà du cercle de leur spécialité, que les intelligences qui ne sont pas initiées à ce vice de l'art médical sont déjà bien rares, et le deviennent tous les jours davantage.

Molière fut le premier sceptique de l'infaillibilité médicale. Depuis ce temps-là cette médecine, qui a ou qui paraît avoir la confiance des masses, s'est peut-être perfectionnée, elle a fait peut-être de grands pas dans la carrière de l'observation ; mais tous ces perfectionnements n'ont porté que des matériaux bruts à l'édifice. Aucun ouvrier habile n'a posé la dernière pierre, n'a couronné le monument. Aussi les sceptiques ont fait foule autour de ces travaux épars; la famille de ces analystes sévères, qui ne prennent pas une illusion, une rêverie pour une réalité, s'est agrandie et a recruté des membres même parmi les hommes qui travaillent au grand œuvre.

Les médecins qui se sont pris à douter de leur art, à rire de leurs vains travaux, ne sont pas rares en effet. N'en voit-on pas se poser les Molières de la médecine presqu'au chevet du lit de leurs clients? Ceux-là travaillent, il est vrai, sur une conviction qu'ils n'ont pas; mais au moins ils n'épaississent pas le nuage de l'illusion sur les yeux de ceux qui peuvent prendre les ténèbres pour la lumière. D'autres arrivent malheureusement à des résultats tout opposés, parce qu'au lieu de douter ils croient : ce sont les médecins qui, après s'être identifiés à une conviction, ne l'abandonnent que lorsque l'édifice de leur enthousiasme est tombé sous les coups du bélier de l'expérience; ce sont ces hommes qui se sont nourris d'un principe et d'une théorie de manière à en devenir les représentants fidèles, les Séides obéissants; des hommes enfin qui suivent le mouvement d'une idée, comme une pièce de mécanique suit celui du rouage d'où vient l'impulsion première.

Mais cette passion pour un principe ne serait pas un mal, si avant de naître elle avait puisé sa force dans les bonnes sources. Malheureusement il n'en est pas ainsi. Qu'on regarde en effet comment les théories se forment dans ce siècle de théories. Une analogie trouvée devient une bonne fortune qu'on exploite avec le zèle et le travail les plus méticuleux. En roulant cette matière première, cette molécule organisatrice, au milieu des richesses de l'art, elle grossit peu à peu comme le brin de neige qui devient avalanche; et alors des livres s'impriment, des chaires se dressent pour l'apothéose de cette doctrine nouvelle; et un nouveau drapeau se lève dans ce vaste champ de la médecine où chaque individualité un peu haute tend à grouper des disciples sous un autre drapeau.

La vérité ne peut jamais couronner de pareilles prémisses; et si elle luit sur de semblables théories, c'est pour montrer au grand jour l'inanité de leur valeur. Pourtant les pères réels ou non de ces créations éphémères ne se taisent pas ; car les opinions les moins logiques ont toujours un écho dans ce monde. Les adeptes passionnés qui s'attachent à ces débris, à ces lambeaux, sont alors les plus coupables, puisque leur erreur ou leur amour-propre se consument à la conservation d'une vitalité qui se meurt, et que ce double aveuglement s'étend sur les paupières des autres et leur commande une foi qui peut devenir et devient féconde en funestes conséquences.

Mais l'accusation que nous portons, n'est méritée que par ces hommes de l'art qui ne sont pas nouvellement initiés à la carrière médicale et pourraient trouver un guide sûr dans leur passé pour revenir au bon chemin. C'est sur ceux-là seulement qu'elle tombe. Notre accusation ne peut peser sur ces jeunes gens qui n'ont essayé que d'une route, et dont l'expérience n'a pas reçu de leçon, parce que les rudes épreuves du travail n'ont pas encore achevé l'éducation de leur expérience.

Ces débutants qui étudient pour apprendre le vrai, et qui veulent savoir pour devenir utiles, ne sont donc que malheureux; ils ne peuvent être coupables, car leur volonté ne peut maîtriser les circonstances: ils doivent leur obéir.

Dès leurs premiers pas dans l'instruction médicale, ces jeunes gens désireux de connaître, cherchent un point d'appui, une boussole. Les livres ne leur suffisent pas : il leur faut à eux quelque chose de plus vivant qu'un livre ; une bouche éloquente qui leur traduise ce que leur imagination croit être la vraie science médicale. Cet homme qui est le créateur ou le reflet vivant d'un système est bientôt trouvé, et il devient le prisme à travers lequel ceux qui se font ses adeptes jugent les phénomènes multiples de l'existence. Alors l'instruction qui se baserait sur une opinion différente, sur un principe tout autre, est éloignée comme, on le ferait d'une plante parasite, qui mettrait obstacle au développement d'un végétal. Les esprits jeunes se passionnent si fort pour les théories, qu'ils en épuisent bientôt toutes les conséquences sans s'enquérir si leurs dogmes s'accordent ou non avec la réalité. Et pourtant le réel, le vrai, doivent être le fondement des théories, pour que ces théories puissent vivre. Si l'expérience n'est pas leur point de départ, ou ne leur donne pas sa sanction, la théorie n'est qu'une œuvre d'esprit plus ou moins ingénieuse qui n'a pour point d'appui que la passion et pour avenir que l'opinion d'un jour. Mais il est impossible que cette vérité justifiée sans cesse par l'histoire, luise aux intelligences prévenues. Pour éprouver une doctrine, en la posant en face des faits, il ne faut pas lui avoir déjà donné sa confiance tout entière ; et ces hommes jeunes que maîtrise une parole éloquente ou un systême plein de hardiesse, ne peuvent plus être que des satellites obéissants. Leurs mains ont perdu cette liberté qui eût pu leur servir pour arracher le bandeau qui s'est épaissi sur leur vue.

Ce qui se passe quand les faits sont mis sous les yeux de ces hommes illusionnés, prouve combien est fatale l'influence des théories. Un malade souffre sur son lit de douleur; les élèves et le maître, les adeptes et le théoricien sont autour de ce lit, méditant sur les moyens de faire cesser la lutte dont ils sont les témoins, les juges, et dont ils doivent être les pacificateurs. Mais les regards et l'esprit ne se consument pas long-temps sur ce spectacle. La théorie a déjà donné la loi et le moyen qui doivent régénérer le malade ; et au lieu de fixer le malade et de méditer sur son état, ces adeptes regardent le maître, attendant sa parole avec l'impatience que met celui qui souffre à espérer la guérison. Enfin le maître parle ; et la confiance la plus illimitée sert d'auréole à ses phrases dogmatiques. Le voile qui couvrait le problème, si toutefois la maladie en était un, ce voile se déchire aussitôt ; et ce n'est plus déjà comme une probabilité, que l'on calcule l'heure et le jour de la guérison; la guérison et le jour de sa venue deviennent une certitude. Mais les espérances du théoricien et des enthousiastes des théories qui n'ont pas

l'expérience pour base, sont bien souvent illusoires;
et la mort du malade vient mettre en doute la
théorie.

Le doute! mais qui oserait se permettre de le
manifester; quel est celui de ces adeptes enthousiastes que des insuccès multipliés pourraient rendre méfiant? Nous sommes malheureux d'être forcés à le dire : aucun!

Ici nous ne donnons pas une opinion qui ne
pourrait tous les jours être prouvée par des faits.
Nous avons vu ces aveuglements résister à toutes
les épreuves; nous les avons vus condamner avant
d'entendre, fuir une objection comme on fuirait
une épidémie, opposer à une discussion sage et
raisonnée la parole incisive du maître, et répondre
par des élans de haine aux accents timides de
l'expérience et de l'observation; nous l'avons vu.
Et nous-mêmes nous avons été le jouet de cette
passion fatale, qui ne laisse jamais après elle qu'a-
mertume et désenchantement.

Cependant le maître habile n'est pas toujours
là pour couvrir ses insuccès du riche manteau de
son nom, pour déguiser ses fautes par la logique
trompeuse de ses paroles diamantées. Il vient un
temps où les adeptes quittent le grand théoricien,
ou l'homme qui voue son corps et prête son nom
à la défense d'une théorie. Et alors la scène et les
choses changent. L'assurance du médecin ne peut

plus s'appuyer sur l'assurance d'un autre. L'enthou-
siaste de la théorie doit se suffire à lui-même et
appliquer tous les jours ce que son travail ou son
opinion lui ont fait juger efficace ; il n'est plus alors
auprès du lit de l'hospice où l'accusation est toujours silencieuse. Il a à supporter, pour des insuccès ou des fautes, des plaintes, des reproches,
des humiliations. Toutes ces douleurs, qui s'accumulent sur le cœur du jeune praticien, ne le dés-
enchantent pas toujours ; il les supporte souvent
comme une injustice, et continue de marcher dans
une voie si pleine d'épines, qu'il prend en haine la
plus noble et la plus sublime de toutes les fonctions.
Mais le découragement n'a qu'un temps ; et s'il ne
se dérobe pas derrière une indifférence coupable,
il cherche à se retremper dans l'étude de l'art médical. Cette fois, pourtant, ce n'est pas à une théorie brillante que l'adepte un peu désillusionné ouvre une oreille prévenue ; ce ne sont pas des œuvres dictées par l'imagination qu'il feuillette. Il
recherche, en face du malade, pourquoi une conduite médicale que légitimaient les dogmes de la
théorie ; pourquoi cette conduite ne remplit pas le
but de la science, celui de guérir. Ce problème
n'en est bientôt plus un pour lui. Il faut peu d'efforts
à son esprit pour en trouver la solution ; et l'esprit voit
enfin la réalité à la place du mensonge scientifique.

Oh ! c'est alors que le médecin qui s'était voué

corps et âme à une doctrine, regrette son aveuglement. Il vient de voir tomber un à un devant lui les insignes moraux de sa science ; il faut qu'il se recompose une existence, qu'il se fasse ce qu'il n'était pas, qu'il devienne médecin. Car la réalité vient de faire luire à ses yeux cet enseignement désolant ; elle vient de lui apprendre qu'il sait ce qui ne peut servir, qu'il doit savoir ce qu'il ignore, et que ce n'est qu'à condition d'oublier les errements du passé, que la bonne doctrine, celle qui tire toute sa force de l'explication des faits, de l'observation bien comprise, pourra lui être un jour profitable comme à ceux qui réclameront ses secours. Mais une telle espérance ne sert guère à tempérer l'amertume d'un passé d'illusions ; car l'intelligence ne vit plus au milieu d'un amas de richesses : elle se voit au sein d'un désert.

Il est facile à nous de dire ce qu'a de poignant cette période d'une existence de médecin, car nous avons passé par ces épreuves. Nous nous étions passionnés, comme tant d'autres de nos amis, pour le système qui semblait réunir le plus d'adeptes. Ce système semblait aplanir tant de difficultés en généralisant ce que tant d'autres avaient séparé, qu'il nous parut ouvrir une ère nouvelle pour la médecine. Nous étions étonnés alors que cette lumière n'eût pas brillé plus tôt aux yeux de nos devanciers, et que parmi nos contemporains il y en eût tant qui refusassent d'avouer que ce que nous prenions pour la lumière n'était rien qu'un feu follet, un enfant de l'imagination. Oh ! combien de lances nous rompions alors contre ces incrédules, ces sceptiques, ces aveugles nés ! Il n'y avait pas d'argument qui ne fût invoqué contre eux, pas de parole incisive qui ne fût articulée contre cette folle présomption, cette obstination calculée. Mais la chaleur de nos disputes ne pouvait dissoudre la dureté métallique de ces obstacles intellectuels.

Ceci était la page triomphale ; voyons celles qui l'ont suivie.

Il fallut aller réaliser les beaux rêves de la théorie. Le maître avait été pour moi un admirable kaléidoscope. Par lui et avec lui tout m'avait paru bien, et tout en harmonie avec les dogmes de sa doctrine. Seul, et forcé de suivre logiquement toutes les péripéties d'une affection, je remarquai bientôt, ou que les accidents de la maladie ne répondaient pas aux classifications tirées au cordeau que j'avais apprises, ou que mes opinions théoriques étaient loin de paraître d'accord avec les phénomènes que me montrait l'observation. Je fus étonné, confondu ! je crus que mes sens me trompaient, que j'étais le jouet de quelque hallucination dont je ne connaissais pas assez la cause pour pouvoir m'en défendre. Et, pour faire disparaître cette disposition anti-médicale, j'eus recours à un moyen qui me sembla concluant. Je rappelai à mon souvenir les paroles du maître, celles que j'avais entendues dans une circonstance semblable. Je rappelai tout ce qui pouvait m'aider et m'éclaircir dans ma position ; mais ce fut vaine chose. J'étais d'accord avec ceux dont j'avais été le disciple. Je ne comprenais pas le mal si facile à comprendre d'après leur dire; et, malgré ma religieuse fidélité à suivre les prescriptions de la théorie, je ne guérissais pas...... quelquefois, souvent même je crus faire pire !

Mon désenchantement date de cette affreuse découverte. Ce fut le premier anneau de la destruction de mon passé; et voici à quelle cause principale j'attribuai les insuccès d'application de la brillante théorie dont j'avais été un si fougueux adepte.

Toutes les émissions de sang qui variaient quelquefois par la forme, mais jamais par le fond; ces émissions d'un liquide qui est l'âme de notre existence matérielle, me donnèrent d'abord à douter de leur efficacité prétendue, et enfin à les craindre comme on craindrait un malheur. Mon opinion, il est vrai, n'était que celle d'un petit nombre d'hommes de l'art et de quelques esprits éclairés ;

mais elle était bonne. En témoignage de ma nouvelle manière de voir, je consultai mes souvenirs,
et j'examinai les malades et les *guéris;* mes observations confirmèrent mes pensées. Mes convictions
s'établissaient tous les jours plus fermes en examinant, en interrogeant ceux qui étaient malades et
ceux qui ne croyaient plus l'être. Ceux-ci, convales-
cents d'affections dont ils pensaient avoir été guéris
depuis plusieurs années, se plaignaient de souffrir encore, d'être faibles et sans énergie morale, d'être pâles
et toujours maigres sans cesser pour cela de croire à
leur guérison; les seconds, qui ne pouvaient se faire
illusion sur leur situation douloureuse, rattachaient
presque tous, quand leur maladie avait un peu du-
ré, leurs sensations diverses à un principal symptôme. Ce symptôme principal était un affaiblissement puissant; mais l'affaiblissement dont se plaignaient ces deux catégories de malades avait son
origine dans un traitement antiphlogistique, et
n'avait progressé qu'en raison de l'application plus
ou moins large de ce traitement plein de sens. Sur
une telle base qui d'ailleurs s'agrandit tous les jours
par l'universalité d'application de la thérapeutique
des saignées ; la conclusion se dressait toute faite.
Mon opinion n'était donc pas un paradoxe. Elle était
bonne; elle était logique.

J'étais arrivé à une certitude, à une conviction ; mais après cette destruction du passé, je voulus construire. Je savais que des médecins réactionnaires marchaient sous un autre drapeau que celui que j'avais déserté, et je connus alors l'auteur de ce livre.

Je m'attendais aux mystiques et infructueuses élucubrations de la théorie. Mais non : ce n'est pas à mon imagination qu'il fut fait appel, mais à l'expérience, à l'observation saine, aux conséquences immédiates des phénomènes et des faits. Et il faut avouer qu'une telle franchise philosophique n'eût pu guère servir de passeport à une nouvelle illusion médicale. Ce fut mon opinion, et j'écoutai, je suivis les développements et les pensées que me transmettait mon confrère et mon ami. Je luttais cependant, malgré mon scepticisme pour les croyances qui n'avaient plus mes sympathies ; je luttais sans doute par un reste d'amour-propre qui voulait sauver encore quelques lambeaux de mon illusion. Mais tout ce que j'apprenais dans nos discussions où l'expérience et les faits nous servaient toujours de boussole, m'eussent bientôt fait entrer franchement dans la bonne voie, si un douloureux exemple n'avait complété l'enseignement logique et désintéressé que je recevais alors.

Une personne, à la suite d'un long voyage, fut frappée d'une maladie qui avait tous les symptômes d'une inflammation. Cette personne était très nerveuse ; le moindre changement de température agissait sur son corps faible et délicat ; des secousses morales avaient encore développé ce tempérament maladif, et si peu de sang circulait dans ses veines, qu'une pulsation à peine sensible se manifestait à la pression du vaisseau. Les médecins ne tinrent pas compte de ce tempérament , et pour guérir la maladie, ils crurent que le seul et le meilleur moyen était de saigner à outrance. Dans peu de jours sept à huit saignées furent pratiquées; la malade s'affaiblissant à chaque instant paraissait calme et sans douleur; les médecins portèrent un pronostic favorable, assez favorable pour lui permettre de quitter un instant son lit. Mais à peine les pieds eurent-ils touché le parquet qu'elle tomba dans les bras de sa garde. On crut à un évanouissement; on se trompait, car la malade était morte.

L'intérêt poignant que je prenais à cette fin malheureuse d'un existence qui m'était chère à bien des titres, pouvait sans doute seconder mes préventions, si mes opinions étaient des paradoxes, Mais non; la pensée que tant de victimes avait subi un sort semblable, me fit persévérer dans l'étude de l'observation. Et mes convictions étaient pour toujours établies, quand Carrel au lit de mort accusa lui-même le système erroné que déjà condamnait la science : « Ma raison, s'écria-t-il, je l'ai perdue » par les saignées ! ! »

A cette époque, celui qui avait contribué à m'ouvrir les yeux de l'esprit sur ces funestes résultats de la doctrine dont il était l'adversaire, à cette époque ce confrère travaillait, malgré toutes ses occupations pratiques, à un grand ouvrage ; cet ouvrage avait pour but d'opposer la théorie de la vieille école à celle de l'école nouvelle. Dans ce livre tout un chapitre était consacré à faire connaître sur quelle erreur la médecine actuelle se fonde, pour pratiquer sans mesure des saignées, et combien ce moyen prétendu bienfaisant produit de funestes conséquences. Je crus, comme beaucoup de ses amis et de ses malades, que répandre cet extrait avec profusion dans le public, serait une bonne action. Cependant je craignais pour lui et pour le sort de son livre, que ses habitudes étrangères, que son courage peut-être empreint d'un peu de témérité, que son enthousiasme pour la doctrine qui avait toute sa foi, je craignais que toutes ces choses ne missent obstacle au succès d'une bonne cause. Je le craignais et lui dis franchement mon opinion. Mais à toutes mes objections mon confrère avait toujours une réponse prête. « N'est-ce » pas la vérité, me disait-il, la vérité comme tout » esprit devrait la concevoir ? et qu'importe de quelle

» bouche elle sorte, et qu'importent le style et la for-
» me, pourvu que la pensée brille de tout son éclat?»
Je devais me taire après de telles paroles ; et ma
méfiance disparut. J'eus enfin confiance dans l'œuvre, car je pensai que les hommes qui la liraient,
feraient comme moi la part des circonstances et
verraient ce que tout lecteur doit voir dans un livre,
le but et la pensée. Que l'impartialité dégagée de
tout préjugé, de toute passion, soit donc le seul tri-
bunal qui juge l'œuvre de mon ami et confrère ; et
s'il obtient ce qu'il attend, ce que je demande pour
lui, qui n'applaudira à ses efforts, qui tendent à détruire un mal auquel peut-être aucun fléau n'est
comparable ; qui ne dira qu'on doit être reconnais-
sant envers celui qui consume ses forces à fermer
cette boîte de Pandore, ouverte encore pour le
malheur de l'humanité ?

LE DOCTEUR ED. CARRIÈRE.

Parmi tous les remèdes qu'administre la médecine allopathique, il n'en est aucun qui soit plus nuisible à l'organisme que les évacuations sanguines. Cependant depuis bien long-temps, depuis les premières palpitations de l'art, si l'on peut ainsi dire, ce moyen de guérison a été mis au-dessus de tous les autres, a été recommandé avant tous les autres, et employé en conséquence sans avoir égard ni à la nature, ni à l'intensité, ni à la durée des symptômes du mal dont on poursuivait la curation. Donc c'est à la saignée que peut se réduire à peu près la thérapeutique des allopathes, puisque c'est le premier remède qu'ils aient employé, celui qu'ils mettent le plus fréquemment en usage, enfin celui auquel ils attribuent la plus grande faculté de guérir. Nous ne dirons pas pour le moment toute notre opinion sur la saignée ; mais nous dirons qu'elle a survécu au sort de toutes les prétendues panacées, malgré les conséquences funestes dont elle est la source incontestable, et les déplorables exemples que l'expérience peut recueillir tous les jours. Elle s'est bâti même une réputation immense en raison du nombre de victimes qu'elle a faites et qu'elle fait encore : car on n'accepte pas seulement son efficacité illusoire dans les inflammations franches, réelles ; mais on préconise encore ce moyen de curation contre les hémorrhagies et les maladies nerveuses. Il n'y avait qu'un pas à faire pour donner aux saignées une influence presque divine ; M. Broussais l'a fait : et depuis qu'il a paru, lui et ses ouvrages, sur l'horizon médical, la saignée est devenue le moyen par excellence des médecins, l'espérance des malades, l'ange exterminateur de toutes les maladies.

Ces opinions à la fois bizarres et funestes sont si fortement établies dans l'esprit des malades et des médecins, qu'on est bien loin de penser que ce moyen par excellence nuise dans tous les cas et sous tous les rapports. On croit avoir puisé la certitude d'une pareille opinion dans le faux semblant de quelques guérisons qui ne pouvaient être que palliatives ; tout le monde s'est fié à cela, malades et médecins ; et ceux-ci, se croyant dès lors tout-puissants au sein de leur illusion, se sont servis sans mesure de l'arme dangereuse que leur aveuglement venait de mettre dans leurs mains.

La plupart des hommes de l'art ont suivi déjà cette route avec tant d'enthousiasme, que les saignées ne sont plus pour eux qu'une habitude. On peut juger par là de la fréquence presque fabuleuse de ce moyen thérapeutique : et les jeunes médecins trouvent cela si simple, si naturel, qu'ils s'engagent dans la même voie que leurs modèles ; car nourris des hypothèses gratuites dont la science allopathique est si fertile, ils ne trouvent aucune raison à opposer au funeste dévergondage des émissions sanguines.

La conviction profonde qui légitime dans l'intelligence de la plupart des médecins ces données hypothétiques, fait oublier à ceux-ci que le sang ne peut être jamais la cause de la fièvre inflammatoire, mais que les symptômes qu'il présente sont le résultat d'un *stimulus* morbide et purement dynamique (1).

Dans les inflammations en général par exemple, les allopathes soutiennent que la cause du mal est toute entière dans la surabondance du sang et que le moyen d'éloigner le mal est de soustraire au corps une plus ou moins grande quantité de ce liquide. Cette opinion dangereuse explique l'usage immodéré qu'on fait des saignées, des sangsues, des scarifications, etc. Une telle conduite médicale produit inévitablement une chute considérable de forces et parfois un état de typhus très prononcé ; cependant les disciples de l'opinion des émissions sanguines se gardent bien d'en attribuer la cause à leur traitement, mais à la gravité du mal.

Dans les cas dont nous venons de parler, le sang, après être sorti de la veine, se couvre d'une couënne inflammatoire. Cette couënne devient le point de mire des allopathes : car ils pensent que c'est la cause elle-même du mal qu'ils se proposent de guérir ; mais dans la plupart des cas cette couënne inflammatoire (car tel est le nom que lui a donné la science) est tellement persistante, qu'elle s'épaissit toujours en raison du nombre des saignées. Ce résultat ne change nullement la ligne de conduite des hommes de l'art : il leur suffit en effet d'avoir vu parfois la couënne disparaître à la

(1) Nous expliquerons avec détail toute notre pensée sur cette base de la médecine homéopathique, dans l'ouvrage maintenant sous presse, dont celui-ci n'est qu'un fragment.

suite des effusions sanguines, pour avoir une entière confiance dans ce moyen. Ainsi ils saignent,
ils saignent toujours, sans s'occuper nullement
du malade et de son affaiblissement progressif ;
ils saignent, les yeux et l'esprit fixés sur la couënne
inflammatoire. Or, voici ce qui arrive : souvent la
couënne persiste, et le malade périt ; parfois la
couënne disparaît, mais le malade succombe.

Toutefois, quelle est la source de l'erreur qui
conduit à de telles conséquences ? Nos adversaires
prennent la couënne, qui est un symptôme, un
produit de la cause, pour la cause elle-même.

Mais les allopathes n'ont pas davantage les yeux
ouverts sur la cause du mal, que sur d'autres phénomènes bien importants. Ainsi ils croient que le
sang augmente de quantité pendant l'exacerbation
de la fièvre, et c'est sur cette opinion qu'ils s'appuient pour prodiguer leurs saignées. Pourtant ne
devraient-ils pas se demander, avant d'avoir recours
à un tel moyen, d'où vient cette surabondance de
sang qui distend si fortement les veines pendant
l'exacerbation fébrile, et où elle va pendant la rémission ; si nos adversaires se faisaient cette double question, ils seraient fort embarrassés d'y répondre, car la preuve que le sang n'augmente pas
pendant la période de chaud, c'est qu'il disparaît
miraculeusement en quelque sorte à la terminaison de cette période. Les maladies qui se guéris-
sent par la seule influence de la nature, nous en
fournissent tous les jours la preuve évidente. Mais
si les allopathes admettent l'opinion de quelques
médecins célèbres et du docteur *Rosa* en particulier, cette opinion que le sang a une expansion
neuf fois plus grande dans un corps vivant que
dans un cadavre, l'explication du problème ou du

phénomène sera bientôt trouvée. Il y a plus de chaleur en effet pendant la période d'exacerbation de la fièvre que pendant la rémission. Or, le sang suit physiquement la loi de dilatation des corps liquides, et voilà pourquoi il a plus d'expansion pendant la première période fébrile que pendant la seconde. De là cette conséquence nécessaire qu'il faut éloigner, détruire la cause de la chaleur, mais que les saignées ne peuvent servir d'aucune manière à atteindre cet effet.

Sans doute les résultats prompts et instantanés qu'obtiennent les allopathes sont faits pour capter la faveur publique : mais ces résultats éphémères peuvent-ils avoir quelque valeur aux yeux de ceux qui raisonnent ? Prenons l'exemple suivant : Un homme est attaqué de pneumonie : la violence de son mal est de la dernière évidence ; le médecin n'a rien de plus pressé que d'ouvrir une veine. O prodige ! à peine la saignée est-elle pratiquée, que l'oppression, les points de côté, tout disparaît comme par enchantement. On crie au miracle, et on élève jusqu'aux cieux l'excellence du remède et la supériorité pratique du médecin. Mais ce changement a-t-il détruit ou seulement changé la nature du mal ? non, mille fois non ; une guérison lente, une extrême faiblesse, de l'enflure aux jambes, du dérangement dans l'acte digestif, enfin une débilité chronique permanente mise à la place d'une indisposition quelquefois bien légère : voilà les résultats de ce système tant vanté, d'un système enfin qui ne compte pour rien les difficultés les plus graves ; car l'aveugle habitude est sa seule règle et son unique appui. Mais qu'importe ? c'est le traitement à la mode, celui qu'a suivi depuis Hippocrate toute une lignée d'ancêtres dont la crédulité médicale a accepté l'héritage du passé, pour nous le transmettre aux mêmes conditions comme une doctrine infaillible.

« Mais, dites-vous, comment la saignée pourrait-elle nuire ? le sang ne se reproduit-il pas ? » Sans doute ; mais loin que ce retour soit une raison pour saigner, c'en est une au contraire pour ne pas le faire. La nature, en effet, ne restitue avec tant de soin à l'organisme le fluide circulatoire, que parce qu'il est le plus indispensable à la conservation et au développement de la vie. L'organisme d'ailleurs n'est pas nourri, ni la vie organique entretenue immédiatement par les aliments élaborés par les organes digestifs, mais par le sang, et le sang seulement, alors qu'il est réduit à son état le plus subtil, c'est-à-dire, lorsqu'il a pénétré les membranes plastiques et s'est en quelque sorte assez sublimisé dans les tissus de l'organisme, pour devenir le principe élémentaire et créateur de la vie (*aura vitalis*).

D'un autre côté, les organes sécréteurs du sang n'agissent pas dans l'état morbide avec le même degré d'énergie que dans l'état de santé ; et si l'on ajoute à cette vérité physiologique que les saignées, en affaiblissant les organes sanguificateurs, modifient la qualité et la quantité de leur produit, on comprendra que le nouveau sang, celui qui se forme après les effusions sanguines, ne possède pas les propriétés qui lui sont nécessaires dans l'état sain et bien moins encore dans l'état de maladie. Les allopathes n'ignorent rien de tout cela, et pourtant ils saignent. On a écrit de fort belles choses sur le rôle du sang dans le corps humain ; nos bibliothèques regorgent de traités de physiologie et de pathologie ; mais après les avoir bien feuilletés, on ne sait pas avec plus de certitude si l'énergie organique conserve assez de puissance pour donner pendant la maladie un produit qui ne soit pas trop vicié ; et si cette énergie, quelle qu'elle soit, n'est pas ralentie ou paralysée en tout ou en partie pendant les diverses périodes de l'état morbide. Quand même il fût possible en effet de percer plus profondément que la science ne peut le faire encore, dans les secrets de l'organisme, il est des détails de phénomènes et même des phénomènes généraux, dont on n'a jamais donné et dont on ne donnera jamais une démonstration lumineuse et convaincante. Ainsi sait-on, par exemple, une chose qui est le but des recherches de la science depuis bien long-temps, sait-on la quantité de sang que contient le corps de l'homme ? non ; car quand même, pour démontrer leur hypothèse, les allopathes eussent à leur disposition une presse à vapeur qui eût la puissance d'extraire les vingt-cinq livres de sang que leur théorie dit être contenues dans un corps vivant ; quand même, disons-nous, les allopathes possédassent cette merveilleuse machine, ils n'obtiendraient cependant aucun résultat ; car l'expérience ne pourrait jamais se faire que sur un cadavre.

Il est étonnant que les allopathes construisent à grands frais des hypothèses d'aussi peu de valeur que celle qui va jusqu'à vouloir apprécier la mesure exacte de la quantité normale et anormale du fluide circulatoire ; mais le fondement ordinaire de leurs théories illusoires et de leurs vaines argumentations explique suffisamment le vice du résultat. Leur point de départ est la dissection : le cadavre, voilà la source de toute leur science. Et cependant le cadavre et la dissection prouveraient même contre eux, puisque cette fameuse machine à vapeur ne suffirait pas seulement à extraire la moitié de ces vingt-cinq livres de sang que nos adversaires prétendent être contenues dans le corps d'un homme. Ce résultat insuffisant ne pourrait pas aussi être obtenu en supposant même que l'expérimentation fût faite sur le corps le plus voisin de son intégrité normale, c'est-à-dire sur celui d'un homme qu'un évènement spontané aurait frappé de mort subitement.

Toutefois, si ces docteurs présomptueux savaient combien peu il faut tirer de sang pour nuire à l'organisme, et même pour le détruire, ils se garderaient d'appliquer à tout propos leur méthode pernicieuse, et ne se rendraient pas à la fois odieux et ridicules en l'employant dans un but le plus souvent expérimental. Mais est-il bien vrai qu'un tel abus existe ? Notre esprit se refuse presque à admettre une telle monstruosité ; il hésite à croire que des hommes à qui la vie de leurs semblables est confiée, puissent s'en servir dans un but aussi coupable et avec tant d'assurance. C'est cependant la vérité, et une vérité que ne peuvent nier les allopathes, puisque leur doctrine est prêchée journellement dans leurs chaires doctorales, et proclamée la meilleure dans tous leurs traités de pathologie. Ils ne peuvent ignorer toutefois que tirer du sang des veines de celui qui jouit d'une bonne santé, c'est porter le trouble dans ses fonctions, c'est imprimer des conditions anormales à tout son organisme ; à plus forte raison doit-on nuire à un homme malade en attaquant son système par des moyens aussi violents. Une blessure accidentelle occasionne déjà la fièvre ; en pratiquant au malade une blessure artificielle, on doit provoquer ce symptôme avec bien plus d'intensité. Il est impossible aux praticiens de déterminer d'une manière exacte la quantité de sang que peut perdre chaque corps sans affaiblir les forces vitales si nécessaires pour lutter contre la maladie; les hommes de l'art les moins instruits ne peuvent se refuser d'admettre que même dans les maladies aiguës les fonctions vitales n'ont la faculté de se conserver dans leur état normal qu'à la condition de l'existence d'une certaine quantité de sang dans l'organisme; donc nos adversaires ne devraient pas ignorer que les forces vitales ne peuvent lutter avec avantage contre l'énergie désorganisatrice d'une affection quelconque, que lorsque la masse du sang est maintenue dans son état naturel. En conséquence ils devraient prendre pour maxime cet adage vulgaire: mieux vaut ne rien faire que trop faire.

Dans toute lésion du corps l'observateur attentif a pu remarquer que les forces vitales baissent et s'éteignent en proportion directe de la quantité de sang qui a été soustraite. Nous savons bien cependant de quelle manière il faut s'y prendre pour saigner promptement, mais nous ignorons complètement de quelle manière on peut restituer une seule goutte de ce fluide précieux. Dès lors, puisque les organes de la vie s'éteignent quand l'air pur vient à leur manquer, ou qu'ils sont privés de nourriture et de chaleur, ils éprouvent un besoin, une souffrance bien plus grande encore, lorsqu'ils sont privés contre nature de ce fluide actif et vivace, de ce fluide le produit incontestable de l'air et de la nourriture, et qui est le vrai mobile de la vie.

Pourtant on fait tarir cette source de l'existence

indistinctement dans un corps comme dans l'autre, sans égard pour la diversité infinie des constitutions. Il est en effet des sujets chez qui les saignées sont suivies d'évanouissement, de frisson, de fièvre, de malaise, tandis que d'autres en supportent un grand nombre sans qu'il paraisse des symptômes de ce genre. Le célèbre *Schiller* mourut à la suite d'une petite saignée ; tandis que le docteur *Grossi* de Munich résista si bien à la pneumonie et à ses médecins, qu'on le saigna jusqu'à neuf fois ; et malgré tout cela même, ses médecins déclarèrent qu'on eût pu le sauver peut-être, s'il avait eu plus de sang à tirer ! !

Toutefois l'expérience dans la pratique de l'homéopathie nous apprend de la manière la plus évidente que les inflammations, dans quelque organe qu'elles aient leur siége et à quelque degré d'intensité qu'elles soient, peuvent se guérir sans la moindre émission sanguine. L'emploi des remèdes convenables suffit pour éteindre la prétendue inflammation, ainsi que la fièvre de réaction qui l'accompagne. Donc, puisque ce principe est mis au rang des vérités incontestables, les médecins dont la mission est de conserver leurs semblables et non d'en détruire l'espèce, feraient bien de s'abstenir désormais de toute effusion de sang.

Mais il est malheureusement vrai que la nature s'est trouvée si vigoureuse dans certaines personnes, qu'elles ont pu vaincre, je ne dis pas seulement les maladies, mais encore les attaques meurtrières de l'allopathie. Ces guérisons apparentes ont donné une sanction plausible au système déplorable en vigueur, et contribuent à son maintien qui du reste est loin d'être définitif.

Dans tous les manuels thérapeutiques de l'allopathie , inflammations pulmonaires et saignées marchént de front ; et, quel que soit le nombre infini de ceux qui périssent par cette méthode désastreuse, ces meurtres qui s'exécutent selon toutes les règles de l'art, ne révoltent nullement les esprits, attendu qu'on a procédé ainsi de temps immémorial. Au contraire, on ne manque pas d'attribuer la mort dans les inflammations pulmonaires quand on s'est abstenu de pratiquer des évacuations sanguines, à la négligence et à l'oubli de ce moyen puissant, quoiqu'on voie plus souvent dans les campagnes que dans les villes, où les médecins ont à leur disposition toutes les ressources de la méthode antiphlogistique, quoiqu'on y voie plus souvent, disons-nous, des guérisons d'inflammation sans le secours de la saignée et même sans celui d'aucun traitement médical.

Les docteurs de l'école allopathique ont sacrifié des milliers de créatures humaines à l'idée erronée que le sang contenait une espèce de poison qu'il fallait à toute force expulser quand il se manifestait le moindre signe d'inflammation ; tandis que les victimes de cette erreur auraient vécu en bonne santé si elles avaient été traitées par une méthode moins absurde. Mais parce que la doctrine des saignées a été prêchée depuis des siècles dans la plupart des écoles où on en conserve l'abus, on la voit briller dans toute son extension non seulement dans les cas où les forces vitales ont trop de ressort, mais même dans ceux où ces forces sont comprimées au point de produire l'asphyxie, l'apoplexie, etc.

Enfin, lorsque la saignée n'a pas été employée, il est rare qu'on entende parler de mort résultant d'un coup d'apoplexie; mais au contraire fort souvent, lorsqu'on a saigné dans ce dernier cas, on a coutume de dire : le malade a succombé malgré ce secours; tandis qu'il faudrait dire au contraire : c'est précisément à cause de ce secours qu'il a succombé.

Mais afin de ne laisser aucune excuse aux partisans des saignées, nous allons réfuter une à une toutes les hypothèses et les arguments spécieux dont s'étayent d'ordinaire les sectateurs de la doctrine allopathique.

Les propositions qui résument tous les principes de l'école des saignées peuvent être groupées au nombre de six; nous allons les énoncer, pour les discuter ensuite une à une.

Les allopathes prétendent :

1° Ecarter par la saignée la surabondance supposée du sang (*pléthore*).

2° Détourner le sang afin qu'il ne se porte pas vers un organe plutôt que vers un autre ; rétablir son équilibre là où il est inégalement réparti.

3° Calmer sa fermentation hors de nature.

4° Empêcher le sang de se former d'une manière anormale, et notamment, que le cruor n'excède en quantité celle de l'état normal ; enfin, diminuer la cohérence du sang et sa consistance demi-liquide.

5° Empêcher et arrêter des hémorrhagies.

6° Ramener à l'état normal les ressorts de la vie, dérangés par une trop grande activité.

Quand même on parviendrait à remplir le but qu'on se propose dans tous ces cas, ce qui n'arrive jamais, l'on peut toujours demander si la disposition morbide, cause de tous ces symptômes, a été détruite par les saignées, et si, par suite, on a ramené l'organisme à l'état naturel. Nous allons démontrer d'une manière irrécusable, en discutant chaque cas en particulier, que les résultats sont diamétralement opposés à ceux que prétend obtenir la doctrine allopathique.

Premièrement : écarter par la saignée la surabondance supposée du sang.

Et d'abord l'existence de cette surabondance est déjà très problématique, bien qu'on l'admette généralement. La quantité proportionnelle du sang, relativement aux organes, varie beaucoup chez divers individus.

Ainsi un homme se distingue par un corps riche de ce fluide, tandis qu'un autre en paraît comparativement presque dépourvu. Cependant on ne peut pas affirmer pour cela qu'il y ait surabondance dans l'organisme du premier. Une pareille disproportion entre les parties fluides et les parties solides, s'annoncerait d'une manière plus frappante que ce que nous voyons se passer en général, chez les personnes douées d'un tempérament sanguin ; état par lequel nous désignons, il est vrai, une prédominance du fluide qui circule dans le système capillaire, mais jamais une prédominance qui dépasse les limites de l'état de santé.

Ainsi, pour faire comprendre nos opinions sur cette question importante, il est constant que parmi le nombre d'organisations que notre intelligence peut étudier, nous ne voyons jamais fonctionner les facultés que d'une manière relative, parce que l'absolu est impossible ; et que dès lors nous voyons toujours l'équilibre de l'organisme en état d'oscillation pour ainsi dire, parce que tantôt une partie, tantôt une autre, se manifestent par l'activité de leurs fonctions, ce qui constitue particulièrement la différence des tempéraments. D'après cela, quand dans un organisme sain une partie prédomine, elle doit exercer une grande influence en cas de maladie, et imprimer un caractère distinctif à l'affection existante. En faisant l'application de ce principe au système capillaire, sa prédominance dans un homme sain détermine le caractère propre de l'affection, et dans des indispositions légères, soit internes, soit externes, elle peut l'élever jusqu'à la plus grande force de réaction, et combiner avec les symptômes propres à cette maladie, les symptômes spéciaux qui résultent de la supériorité d'influence du système circulatoire. Cela est si vrai, qu'un simple effort corporel ou une agitation morale insignifiante suffisent pour jeter le trouble dans la circulation de certaines personnes, en faisant affluer le sang dans certaines parties du corps, et en lui imprimant une activité plus grande ; tandis que chez d'autres la masse de ce fluide reste calme, et n'éprouve aucune impression sympathique.

Nous voyons encore le sang acquérir une activité anormale, tant dans l'état de santé que dans l'état de maladie, et cette activité s'augmenter ou s'affaiblir par suite d'une modification dans la vitalité du cœur et celle des organes respiratoires. Ainsi le pouls bat avec d'autant plus de violence chez le danseur, qu'il se meut avec plus d'action et qu'il se livre à l'exercice de son art dans un lieu dont la température est élevée.

Les affections de l'âme, les vices du cœur et du caractère, sont encore le mobile de la plupart de ces phénomènes remarquables.

Le criminel déchiré de remords éprouve de si fortes émotions dans le silence de la nuit, que les battements saccadés et précipités de son cœur soulèvent sa poitrine. Le débauché, en sortant des lieux de ses funestes habitudes, éprouve dans la circulation de son sang une chaleur et une impétuosité qui mettent un obstacle au libre exercice de sa raison. La joie, la honte couvrent de rougeur les joues de la vierge ; la crainte, le chagrin, la faim, le froid affaiblissent le pouls de l'homme en bonne santé ; et pourtant dans tous ces cas il existe dans les vaisseaux cette même quantité de sang qui contribue à produire des phénomènes si contraires. Si nous voulons citer aussi ceux qui accompagnent les fièvres appelées inflammatoires, nous voyons qu'après les horripilations de la période de froid, il se développe dans le système artériel une activité considérable. Or, cette fermentation excentrique du fluide circulatoire est le symptôme de la réaction de l'organisme si nécessaire pour lutter contre la cause du mal et l'expulser finalement. Mais aussitôt que celle-ci commence à s'effacer par l'effet des remèdes ou de la force curative de la nature, l'activité du sang décroît de plus en plus, jusqu'à ce que le calme le plus complet indique enfin que le désordre a cessé. Toutefois, il n'y avait pas dans ces vaisseaux plus de sang avant que pendant cet orage; seulement un mouvement considérable lui avait été communiqué sous l'influence d'une cause puissante, un mouvement semblable à celui qui est imprimé à l'atmosphère par un ouragan, et ce mouvement avait pris son origine dans l'activité plus grande des artères et du cœur, qui résultait elle-même d'une respiration plus active, et conséquemment de l'absorption, dans un temps donné, de plus d'oxygène que dans l'état naturel.

Du reste, la réaction d'un organe atteint d'inflammation n'existe pas en puissance dans un état d'activité semblable à celui des organes qui fonctionnent dans l'état normal; mais cette réaction existe cependant, quoiqu'à un degré inférieur. Sans cela l'organe frappé d'inflammation s'affranchirait par son énergie de l'impression morbide, comme s'en affranchissent dans le même cas les autres organes de l'économie. Or, cette infériorité d'activité de l'organe malade paralyse peu à peu la contractilité physiologique qu'il possédait avant l'impression du mal; et voilà pourquoi il devient impuissant à opérer la résolution des fluides qui s'accumulent dans son tissu, et que sa texture et sa forme en sont quelquefois tellement modifiées que l'inflammation peut faire passer cet organe malade par tous les degrés de la décomposition chimique.

Mais nous regarderons un instant comme non résolue la question de savoir si une pléthore véritable peut exister ou non ; admettons même qu'elle existe et que la masse du sang puisse s'accroître à un degré alarmant ; on pourrait toujours demander si la saignée est un remède spécifique contre cet état de choses, et si, en employant ce moyen, on peut ramener la santé altérée à son état normal.

Les allopathes qui se vantent de guérir radicalement les maladies, en en recherchant les causes, et en agissant pour les anéantir, commettent une singulière inconséquence, lorsque, pour détruire les symptômes de la pléthore qui n'est elle-même que l'effet d'une cause, ils diminuent la masse du sang. Cette conduite thérapeutique ne fait qu'éloigner davantage en effet le but qu'ils se proposent d'atteindre. Mais pourquoi nos adversaires attachent-ils tant d'importance, malgré leur principe et leur doctrine, à des symptômes d'un symptôme, c'est-à-dire à cette pléthore qui par elle-même ne mérite aucune attention? pourquoi ne cherchent-ils pas plutôt à remonter à la cause de la pléthore, à cette cause qui par son influence a produit la maladie dont le développement n'a certes pu se faire de lui-même, mais provenir d'une disposition morbide existant dans l'organisme. Cette conduite, cette erreur si manifeste se conçoivent-elles? et, en agissant ainsi, n'est-ce pas vouloir, par exemple, guérir une plaie suppurante entretenue par la présence d'un corps étranger, en pressant seulement les lèvres de la plaie pour en faire sortir le pus, et non en extrayant le corps qui était la cause du symptôme?

La pratique de la saignée dans les cas de pléthore résulte de la même erreur de principes et produit les mêmes conséquences; puisque ce n'est pas en tirant du sang qu'on peut mettre un terme à cette affection, mais en détruisant la force qui engendre sans cesse une surabondance de fluide circulatoire. Le raisonnement que nous faisons pour la pléthore est applicable dans tous ses détails à l'hydropisie des séreuses de l'abdomen. En effet, l'accumulation de liquide qui constitue le principal symptôme de cette grave maladie, est évidemment le produit de l'influence d'une cause morbide plus profonde. Or, ce n'est pas en soustrayant par la ponction le liquide séreux, c'est-à-dire en opérant la paracenthèse, qu'on peut produire la guérison, mais en détruisant la cause; cette cause, qui, lorsqu'elle n'existe plus, laisse aux voies naturelles la liberté d'absorber les fluides sécrétés, et de les évacuer enfin par les moyens ordinaires.

Il est donc évidemment impossible de guérir

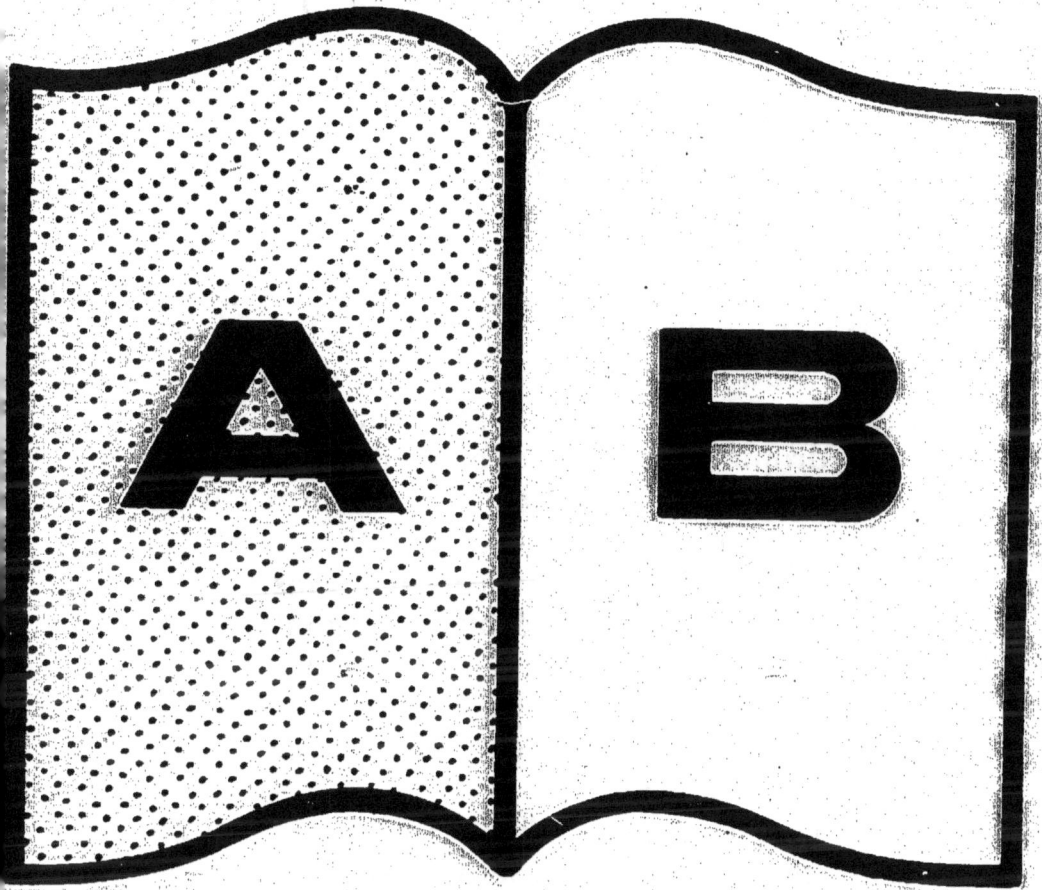

Contraste insuffisant

NF Z 43-120-14

par la ponction une hydropisie, surtout si elle existe depuis long-temps ; car, à mesure qu'on répète cette funeste opération et l'emploi des moyens palliatifs qui en forment le cortège ordinaire, elle devient au contraire et plus opiniâtre et plus dangereuse. Il est d'après cela de toute évidence que la raison des suites déplorables de la paracenthèse se trouve précisément tout entière dans le but qu'elle se propose, celui de débarrasser le corps d'un fluide malfaisant. Voici d'ailleurs ce qui arrive : plus on ponctionne l'abdomen d'un sujet hydropique, plus il se forme de vide dans la cavité des séreuses ; alors aucune compression ne met obstacle à la marche de l'excrétion morbide, et son accumulation se fait avec une plus grande rapidité. Il est facile de prévoir les résultats immédiats de la persévérance d'un semblable traitement ; l'état du malade devient de jour en jour plus grave, et le malheureux succombe enfin, épuisé par le mal et par le remède.

Tous ces faits, qu'on n'ignore pas, auraient pu devenir un argument victorieux contre la saignée ; car, comme nous l'avons déjà dit, son emploi dans des cas de pléthore a le même résultat que la ponction dans l'hydropisie ; c'est-à-dire qu'il procure un soulagement temporaire après lequel la récrudescence du mal vient anéantir les espérances qu'on a tort de fonder sur des remèdes purement palliatifs. Il est notoire en effet que la pléthore reparaît plus fréquemment et avec plus de violence après les saignées, comme on peut le voir tous les jours chez les personnes qui recourent souvent et régulièrement à ce moyen insuffisant, parce que celles-ci ne peuvent passer le terme fatal sans être atteintes d'un malaise assez intolérable pour exiger impérieusement de nouvelles émissions sanguines. Obéir aux lois de l'habitude est donc alors un besoin, une nécessité; mais ceux qui ne peuvent lutter contre cette exigeance factice de l'organisme n'en retirent autre chose qu'un soulagement éphémère: en peut-il être autrement puisqu'il n'y a qu'un remède spécifique en rapport avec la cause du mal qui puisse produire une guérison complète?

Pourquoi donc emploie-t-on un moyen qui ne peut que nuire à l'organisme directement et indirectement : directement, en l'épuisant plus que ne ferait tout autre remède; indirectement, en lui préparant une aggravation éventuelle? parce que l'allopathie ignore également, et la nature pathologique qui détermine l'état spécial du sang, et le remède qui pourrait lui être approprié; car on n'a pu jusqu'ici expliquer d'une manière certaine et apprécier la cause de ce changement, et lui trouver dès-lors un remède par de simples conjectures. On distingue pourtant les modifications pathologiques, qui ont lieu dans l'organisme, ainsi que les signes visibles de l'abondance du sang ; mais on ne peut s'initier à la connaissance de l'efficacité des moyens curatifs, qu'en les appliquant à des hommes sains. Ce n'est donc que de cette manière qu'on peut approprier le remède à la maladie et guérir radicalement par des moyens spécifiques. Cela posé, passons maintenant à la seconde proposition, qu'on peut combattre par les mêmes raisonnements que nous venons d'employer contre la première.

Secondement: détourner le sang de se porter vers un organe plutôt que vers un autre (congestion).

Les parties organiques, affectées d'une surabondance de sang, n'obtiennent, comme on le sait, qu'un soulagement momentané par les émissions sanguines; or, ce soulagement n'est dû qu'à la diminution générale de la masse du fluide circulatoire. Par cette raison il doit y avoir des organes qui éprouvent alors un plus grand besoin d'en recevoir l'afflux ; mais cette tendance ne change rien à la congestion qu'on croyait pouvoir anéantir par le moyen palliatif des effusions sanguines.

Toutefois, en admettant même, ce qui n'est pas, que la congestion puisse être détruite, la guérison ne pourrait avoir de durée, puisque la cause de l'état pathologique, qui a produit la congestion, n'a pu être écartée, mais la congestion seulement, c'est-à-dire l'effet, les symptômes. Il y a plus, quand bien même on parviendrait à faire disparaître totalement la congestion, l'état pathologique resterait toujours le même, et, par conséquent, tant que les causes produiront leurs effets, cet état particulier de l'organisme fera naître nécessairement des dispositions morbides d'autant plus pernicieuses, que les saignées auront poussé plus loin l'affaiblissement général. Nous ajouterons d'ailleurs qu'il n'est pas vrai qu'on puisse rétablir l'équilibre du sang quand il est rompu par la thérapeutique erronée des effusions sanguines ; car, dans l'hypothèse d'une répartition inégale de ce fluide, un organe devrait en avoir trop, tandis que d'autres en auraient trop peu. Or, si l'organe, qui en avait trop, n'a plus après la saignée que la quantité voulue par l'état normal, il s'en suit que ceux qui en avaient trop peu en auront encore moins après la saignée ; il résulte donc de ce raisonnement que les organes restent, non seulement dans la même condition relativement à la répartition inégale du sang, mais qu'une répartition plus conforme à l'état normal devient désormais impossible, précisément parce qu'il y a pénurie de ce liquide et que cette pénurie pèse inégalement sur chaque point de l'organisme.

Troisièmement : on peut calmer par la saignée l'impétuosité anormale de la masse du sang (*orgasme*).

Nous ne comprenons pas comment les allopathes se proposent un résultat semblable par l'emploi de la saignée. La violence du cours du sang n'est que l'effet d'une cause. La saignée ne fait qu'anéantir une partie de cet effet, sans atteindre la cause du désordre. Elle ne peut donc guérir. Voici seulement les conséquences qu'elle produit : elle désemplit les vaisseaux, donne plus d'aise conséquemment aux particules liquides qui s'agitent dans le système circulatoire; mais cette suite toute naturelle de la saignée atteint un but tout autre que celui que l'école se proposait. L'activité du sang devient plus grande, son cours devient plus rapide qu'avant la soustraction d'une partie de sa quantité, parce que la cause n'a été ni détruite ni affaiblie, et qu'elle agit sur une masse moins grande de sang qui ne peut plus réagir contre la puissance de la cause par la disparition des obstacles qui pouvaient mettre une entrave à son agitation.

Si une comparaison prise dans la vie usuelle nous est permise dans un aussi grave sujet, il nous semble voir beaucoup d'analogie entre la conduite des médecins allopathes et celle d'une personne dépourvue de sens, qui croirait remédier aux inconvénients de l'ébullition d'un liquide, en retirant à chaque fois du vase la portion qui menacerait de verser. Un semblable moyen ne produirait évidemment que l'épuisement total du liquide. Il était cependant bien facile de calmer l'ébullition et de conserver le contenu du vase ; il n'y avait pour cela qu'à soustraire ce vase à l'action du feu.

Quatrièmement : empêcher le sang de se former d'une manière anormale, et faire en sorte que le cruor n'excède pas dans sa formation la quantité ordinaire de l'état normal.

La masse du sang, en perdant de sa quantité, ne devient pas pour cela plus pauvre en cruor ; attendu que ce n'est pas cette partie seule qu'on tire en saignant, mais une quantité proportionnelle de chacune des parties qui concourent à la formation du sang et dont la qualité est déterminée par l'état de la masse au moment de la saignée. Il en résulte donc qu'on change la quantité mais nullement la qualité ; au contraire, il est évident que le cruor doit devenir plus abondant, puisque la cause dynamique du désordre qui se manifeste dans la masse du sang n'a pas été écartée, qu'elle subsiste toujours et qu'il est dans sa nature de continuer à produire ce qui constitue son principal symptôme. Conséquemment le nouveau sang qui contient déjà un excès de cruor, sera plus pourvu de cette substance après la saignée qu'avant cette opération, parce qu'il se sera mélangé avec l'ancien qui possédait déjà lui-même un excès de cette portion constitutive du sang, dont la présence entretenait le symptôme.

Voici d'ailleurs la raison de cela : la formation de ce sang empreint de qualités anormales à cause des proportions exagérées de cruor qu'il contient dans sa composition ; la formation de ce sang, disons-nous, n'a pu avoir lieu qu'à l'apparition de la cause morbide. Or, comme avant cette époque le corps était sain, puisque le sang était resté dans les bornes de sa normalité, il en résulte que le fluide cir-

culatoire n'a pù contracter cette défectuosité morbide qu'en se mélangeant avec celui qui a été
formé sous l'influence de la maladie. Mais à plus
forte raison contractera-t-il des conditions vicieu-
ses, si on pratique la saignée, puisque le sang, qui
était déjà dans un état anormal avant l'opération,
va se mélanger, après qu'on l'aura pratiquée, avec
un produit bien plus chargé de cruor, et cela doit
être, car ce produit est formé sous l'influence d'action de la cause morbide.

Cinquièmement : empêcher et arrêter des hémorrhagies.

Les hémorrhagies actives ne sont autre chose
que des congestions actives plus complètes. Les
mêmes arguments qui ont démontré l'inefficacité
de la saignée dans les congestions, peuvent s'appliquer aux hémorrhagies. Mais si l'on recherche
la cause de cet état anormal dans une irritabilité
maladive de l'organe qui souffre de la congestion,
et qu'on veuille le guérir par antagonisme en pro-
voquant par la saignée une congestion artificielle
dans une partie éloignée du siège de l'hémorrhagie,
il arrive, en supposant même que cette congestion
artificielle soit assez puissante pour neutraliser la
congestion morbide, il arrive qu'on se trompe encore ; car la suppression palliative de la congestion
naturelle dure aussi long-temps qu'existe celle produite par le traitement, et dès-lors elle doit repa-
raître après la disparition de la congestion artificielle, avec d'autant plus de violence que la cause
de l'affection de l'organisme ou de l'organe souf-
frant n'a pas été écartée.

Sixièmement : ramener à l'état normal les ressorts de la vie, dérangés par une trop grande activité.

Ce résultat ne peut jamais être obtenu d'une

manière radicale, mais seulement d'une manière palliative. Toutefois ce ne serait que dans la supposition d'une maladie insignifiante et d'une courte durée, que l'effet thérapeutique de la saignée pourrait faire survivre son influence à celle de l'affection naturelle : mais dans ce cas le patient resterait plus long-temps sous l'empire du remède que sous celui de la maladie, et il s'en suivrait logiquement que le remède serait pire que le mal.

Les phénomènes pathologiques (*symptômes*) ne sont pas seulement amenés par l'influence des causes extérieures qui viennent exciter la maladie. L'organisme y contribue aussi de lui-même, en opposant à cette influence une réaction proportionnée à sa puissance d'action. La lutte de l'organisme contre cette cause du mal, constitue donc ce que nous appelons *symptômes*. Quand ces symptômes indiquent une grande excitation dans tout le système, on cherche à calmer cette excitation, en réduisant l'énergie de l'organisme à son état ordinaire ; et pour atteindre ce but, on ne voit d'autre moyen que la saignée. Mais que produit-on en l'employant ? on dépouille spontanément tout l'organisme d'une grande partie de son énergie physiologique, et on rend si inégal le combat qu'il doit soutenir contre les influences morbides, qu'il ne peut plus opposer la moindre résistance et ne saurait plus par conséquent engendrer les phénomènes qui peuvent seuls mettre sur la voie le médecin appelé à traiter l'affection. On croit cependant avoir par là guéri la maladie, et éloigné le danger, quand il est évident, pour tout homme réfléchi, que la cause existant toujours et ne trouvant plus de résistance, doit faire de bien plus grands ravages, que lorsque la réaction des forces vitales peut opposer son énergie conservatrice à l'influence de la cause du mal.

Les qualités nutritives et normales du sang contribuent puissamment à l'action des organes, en leur communiquant sans cesse une nouvelle activité ; eh bien ! cette vigueur produite par l'alimentation et l'assimilation, on veut la diminuer d'après le même principe qui fait admettre un régime de privation pendant certaines maladies , qu'on ne croit guérir qu'en condamnant le corps à l'inaction la plus absolue. Mais, nous le demandons : que fait à l'affection cette privation d'aliments ? elle produit le même résultat que celui qu'on aurait droit d'attendre, si, pour faire mourir un homme de faim , on se privait soi-même de nourriture.

Toutefois, ces résultats ne sont pas les seuls qu'on obtient avec une semblable méthode ; on déguise encore l'aspect du mal, et l'on finit par atteindre ce but; on détruit en effet la maladie, mais en tuant le malade. Par ce procédé insensé , on accable encore le patient d'un nouveau mal (dépérissement des forces , épuisement), qui, suivant qu'il égale ou surpasse en intensité le mal originaire , doit nécessairement dominer dans l'organisme transitoirement ou d'une manière durable , et l'exciter à une résistance plus ou moins opiniâtre. Il arrive alors, puisque l'action la plus faible est toujours suspendue par l'action la plus forte, que l'épuisement résultant de la saignée dont l'effet peut surpasser celui du mal originaire, doit prédominer par fois dans l'organisme, et se continuer de cette manière, aussi long-temps qu'il est dans sa nature de le faire. Mais en supposant même que son intensité ne fût qu'égale en force au mal primitif, il est aussi dans sa nature de lutter pour atteindre un plus haut degré d'action auquel il puisse parvenir, et dès lors il arrive qu'avec le cortège des symptômes qui sont propres à l'affection naturelle et à l'affection artificielle, il se manifeste tantôt le mal qu'on voulait guérir, et tantôt celui qu'on a fait supporter à l'organisme.

Maintenant, que nous enseigne l'expérience ? elle nous apprend qu'en saignant jusqu'à l'évanouissement, on peut affaiblir et peut-être même rendre plus rares les paroxismes de l'hydrophobie, mais que ce traitement ne peut jamais sauver le malade, puisqu'il le précipite au contraire plus rapidement vers la tombe, à cause de cet affaiblissement des forces vitales qui est plutôt la conséquence des saignées que de l'affection.

L'expérience enseigne encore bien autre chose : c'est que les émissions sanguines ne font qu'accélérer au contraire la terminaison funeste de cette maladie. Ce résultat doit être fatalement amené, si on veut se souvenir de ce que nous avons déjà dit si souvent, que la saignée épuise les forces vitales, sans détruire la cause du mal, et les détruit souvent avec plus de promptitude et d'intensité que les maladies elles-mêmes, quoique d'une manière différente.

Il est également impossible de guérir par la saignée des crampes, des douleurs aiguës, et en général toutes les maladies qui portent l'empreinte d'une activité toute-puissante. Nous rangeons aussi dans cette catégorie tous les cas d'inflammation pure ou compliquée. Toutes ces affections, en effet, reparaissent d'ordinaire avec plus de violence, ou plus modérément, en alternant en quelque sorte avec l'épuisement résultant de la saignée :

elles peuvent balancer aussi cet épuisement, ou bien devenir latentes, si elles cèdent à l'influence du moyen désorganisateur qu'emploie la médecine allopathique. Elles reparaissent également quand l'organisme reprend un peu de son activité après avoir vaincu l'atonie qui en avait paralysé l'énergie physiologique ; mais si pendant ce temps l'affection a atteint le dernier terme de son influence, de manière que la force vitale ne puisse plus opposer de réaction, la lutte est finie et le mal emporte le malade.

On regarde la saignée comme le moyen le plus propre à guérir toutes les inflammations qui ont le caractère de l'inflammation pure. Mais ce caractère, tout déterminé qu'il paraît, n'en est pas moins extrêmement difficile à saisir. Cette vérité est hautement reconnue par les meilleurs auteurs anciens ; et d'ailleurs les erreurs que la médecine actuelle commet tous les jours le démontre bien plus encore. Mais sans vouloir rapporter une à une les fautes de l'allopathie, nous dirons qu'il y a des cas où les symptômes paraissent indiquer une affection typhoïde, et qui, après les saignées, se changent en ceux de l'inflammation pure. L'un des plus célèbres auteurs de l'ancienne école, *Reil,* professe cette opinion dans son Traité de la Fièvre (volume II, page 334): que le besoin de la saignée se fait sentir quelquefois d'une manière plus impérieuse, lorsque le sujet éprouve une grande faiblesse, que ses extrémités sont glacées, que sa figure est pâle, et son pouls intermittent et dépourvu de sang, que pendant les symptômes d'acuité des maladies aiguës.

Comment donc déterminer ici le véritable caractère de la maladie inflammatoire ? Il est clair

que les apparences sur lesquelles on se base sont
extrêmement trompeuses, telles que la nature du
tempérament, l'âge, le sexe, le mode d'organisation physique, les habitudes, le système sanguin
et la constitution en général. Les médecins les
plus célèbres ne désavouent pas ce malheureux
inconvénient et ne manquent pas dans leurs livres
de recommander d'avoir recours, dans les cas douteux, aux saignées expérimentales, et de s'appuyer
sur le tact médical et sur les bonnes fortunes que
peut faire naître un hasard inattendu. Mais le tact
du praticien est malheureusement une aussi pauvre
ressource que le hasard. Les allopathes eux-mêmes ne le contestent pas, et malheur au malade
qui se livre avec confiance aux chances problémati-
tiques d'une habileté qui compte sur des moyens
aussi illusoires et dédaigne tous ceux que pourrait
lui donner l'expérience ! Il est en effet de toute vérité qu'un remède dont on n'a pu apprécier le
mérite d'avance, parce qu'il n'a pas été soumis à
une expérimentation, doit être rejeté comme nuisible, comme très dangereux, quoiqu'il puisse être
d'une grande utilité dans des cas de maladies que
la science n'a pas fait connaître encore.

On a attaché de tout temps une grande importance aux qualités physiques que présente le sang,
à l'instant où il sort des veines ; et on croit avoir
trouvé des indications suffisantes pour la saignée,
lorsque le sang a coulé avec lenteur, lorsque sa partie séreuse a la propriété de se précipiter au fond
du vase, lorsque les matières plastiques ont celle
de se coaguler et de former une espèce de croute
à la surface du sérum; enfin, lorsque tout cela a lieu,
on conseille la saignée et la répétition de la saignée,
jusqu'à ce que ces signes disparaissent. Toutefois,

comme on a fait de ces signes la condition de la
saignée, il est clair que ce moyen doit être nuisible dans des circonstances contraires; car sans cela
on n'eût pas eu besoin de poser une condition
semblable. Or, pour constater ces signes du sang,
il faut nécessairement saigner dans toutes les circonstances; conséquemment, si, après avoir effectué
l'opération, on ne trouve pas ce qui en avait fait sup-
poser la nécessité, le moyen qu'on a employé, bien
loin de hâter la guérison, doit porter à l'organisme
le préjudice le plus notable. Maintenant, si on
trouve au contraire les signes indicateurs de la saignée, et si, d'après les préceptes de l'école, on saigne toujours jusqu'à leur complète disparition,
il arrivera nécessairement que la dernière saignée
n'aura plus de couënne inflammatoire; et alors la
condition ne sera pas remplie non plus, puisqu'on
aura pratiqué une saignée purement expérimentale,
une saignée dont le produit prouve incontestable-
ment, par l'absence de signe de l'inflammation,
qu'elle ne devait pas être pratiquée. On devra donc
nuire également dans les deux cas, ce qui mène
nécessairement à la conclusion suivante que les
émissions sanguines ne font en général qu'empirer
l'état du malade, et que jamais elles ne peuvent produire une guérison.

Il peut arriver toutefois, et c'est de notoriété
publique, que la couënne inflammatoire ne se manifeste pas seulement dans les maladies que les
médecins appellent inflammatoires, mais encore
dans le sang de personnes bien portantes, qui se
font saigner par habitude ou par préjugé. Il résul-
terait donc de cela que ces signes mêmes, comme
signes spéciaux de la saignée, ne prouvent rien, d'autant moins que les auteurs les plus accrédités, tels

que *Hewson*, *Parmentier* et *Deycux*, ont démontré avec la dernière évidence, en égorgeant des animaux, que la pénurie du sang augmente sa faculté de s'enflammer, bien loin de la diminuer en proportion des émissions sanguines qu'on a faites. Mais en considérant même l'inflammation comme un indice de la saignée, sa réapparition fréquente après cette opération, ainsi que celle des autres symptômes pathologiques, démontrent que la diminution de la masse du sang n'est pas du tout propre à détruire les qualités anormales que ce fluide important a contractées. Il est d'ailleurs incontestable que les saignées détériorent et affaiblissent tellement la réaction de l'organisme, qu'il ne peut plus offrir la moindre résistance, et que, dépourvu de son énergie normale, il ne peut plus compter dans cette lutte qui avait pour résultat de mettre en évidence les symptômes spéciaux de l'affection. La disparition presque totale, ou plutôt le silence des symptômes produit alors une illusion aux yeux du médecin et du malade ; ils croient tous deux à la certitude d'une guérison, qui pourtant n'est qu'apparente. La cause de cette erreur si commune peut s'expliquer facilement en donnant une définition de ce que l'on doit entendre par maladie.

D'abord, il est incontestable que la maladie n'est autre chose qu'un effort de la force curative de la nature (*réaction*) pour repousser les atteintes de l'affection ; ou, en d'autres termes : c'est une lutte entre les impressions morbides et la force vitale de l'organisme, dont l'existence se manifeste par la réaction des deux puissances l'une contre l'autre. Les phénomènes qui se montrent pendant cette lutte sont les signes, des symptômes de la maladie. Or, lorsque les impressions morbides, c'est-à-dire, lorsque l'action de la cause morbide a plus d'énergie que la force qui lui est opposée, au point de pouvoir la détruire entièrement, il en résulte la mort ; si au contraire la force curative est plus forte que l'impression morbide, au point de pouvoir la détruire et l'expulser, il en résulte la santé, c'est-à-dire la disparition de tous les symptômes.

Mais quand les deux forces se balancent, c'est-à-dire lorsqu'elles sont égales en intensité, de manière à ne pouvoir se détruire l'une l'autre, il en résulte une espèce d'immobilité dans les symptômes, qui n'est troublée que par des moments d'exubérance le plus souvent bien courts et d'un caractère vague, et comme problématique. On a donné à cet état stationnaire le nom de *maladie chronique,* et en d'autres termes cet état-là consiste dans la lutte de deux actions dont les efforts se neutralisent momentanément, jusqu'à ce que l'une des forces ait vaincu l'autre, et, conséquemment, que l'organisme ait triomphé ou succombé dans ce combat à outrance.

Il est donc vrai que la saignée ne peut jamais produire une guérison réelle ; le raisonnement suivant va résumer toutes nos preuves en enchaînant les uns aux autres les principes que nous avons déjà discutés.

La continuation et la réapparition des symptômes morbides démontrent qu'ils existent toujours : l'existence des symptômes démontre l'existence de la maladie ; la maladie démontre l'action incessante de la cause morbide. Or, il est impossible d'expulser la cause morbide par l'ouverture d'une veine, et par conséquent de faire disparaître réellement les symptômes, c'est-à-dire d'opérer une guérison véritable.

Si l'on objecte qu'après la saignée on remarque d'ordinaire une amélioration apparente, ou ce qui est la même chose, dire que les symptômes ont disparu sans qu'il y ait eu cependant guérison véritable, on peut répondre également à cela par le raisonnement qui va suivre :

Les saignées font quelquefois disparaître momentanément les symptômes ; mais les symptômes ne se manifestent que par la lutte de deux forces belligérantes, c'est-à-dire par l'action de la cause morbide en lutte contre la force réactive de la nature. Ces symptômes diminuent d'intensité et disparaissent enfin quand l'une des deux parties se trouve tellement affaiblie qu'elle est contrainte de céder en tout ou en partie le terrain à l'autre ; or, c'est justement là l'effet produit par l'émission sanguine. Mais c'est une erreur de croire que la cause morbide soit expulsée ou atteinte par la saignée, le sang qu'on a tiré n'étant pas la cause ou seulement une partie de la cause, puisqu'elle subsiste toujours dans toute sa force. Il est donc seulement certain que la saignée ne fait qu'affaiblir la réaction de l'organisme, car le sang en est la partie la plus essentielle, celle qui alimente la force de réaction, puisqu'elle est elle-même comme le véhicule du principe vital. Ainsi, quand d'une une sphère d'action comme celle de l'organisme vivant, on ôte précisément la partie la plus active, il faut nécessairement que cet organisme soit affaibli ou détruit ; et des modifications partielles ou des changements complets doivent se produire en raison directe de la diminution des forces du corps. De cette manière, la lutte se termine ainsi : la maladie devient latente, elle n'agit plus que sourdement, parce qu'elle ne trouve plus assez de résistance pour se manifester par la réaction ; cet état passager dure jusqu'à ce que l'organisme ait régénéré son énergie. Mais à cette époque la lutte qui avait été suspendue, se montre de nouveau ou avec les symptômes du mal primitif, ou avec des symptômes différents qui résultent des altérations diverses que l'organisme a pu contracter pendant cet intervalle, à cause des modifications qu'ont subies les rapports primitifs des forces contendantes.

On considère les émissions sanguines comme le principal remède dans les inflammations sthéniques ; on prétend prévenir par ce moyen les résultats qui en sont d'ordinaire la suite. Mais d'abord toutes les inflammations ne finissent pas nécessairement par des suppurations, des excroissances, des durillons, etc. ; car on a des exemples sans nombre d'inflammations guéries sans secours médical et sans saignée, comme dans les campagnes par exemple, où ne se manifestent pas les conséquences ordinaires de l'inflammation. On sait de plus que dans des inflammations pulmonaires très aiguës, il faut, selon la doctrine, saigner sur-le-champ, si l'on veut en tirer l'utilité promise ; cependant la doctrine ancienne n'ordonnait la pratique de la saignée qu'après le septième, neuvième, onzième et même quinzième jour, et pourtant on comptait alors, comme aujourd'hui, des résultats satisfaisants. On peut donc conclure de là que les maux qui sont la suite ordinaire des inflammations ne s'étant pas manifestés avant l'époque du traitement par les émissions sanguines, on peut conclure, disons-nous, que ces phénomènes auraient pu très bien ne pas se manifester du tout, même sans saignée ; autrement ils auraient dû apparaître dès les premiers jours de l'affection. D'un autre côté, c'est une chose reconnue, et que tout médecin consciencieux ne contestera pas, qu'en dépit des saignées abondantes et souvent répétées, enfin des saignées *à la Broussais*, les résultats mentionnés ne se manifestent qu'avec trop de fréquence. On peut donc encore tirer de là cette conclusion, que c'est précisément le moyen employé pour guérir, que c'est la saignée enfin qui amène précisément les résultats qu'on attribue à l'influence du mal lui-même. Cette opinion que nous venons d'émettre est à l'abri de toute réfutation, puisque personne ne peut nier que les émissions de sang ne produisent la conséquence la plus funeste de l'inflammation : nous voulons dire la gangrène.

Comme nous avons déjà démontré précédemment qu'il est difficile de distinguer le caractère de la sthénie de l'asthénie, que l'une se confond parfois avec l'autre, et que l'inflammation pure la plus prononcée peut se rapprocher visiblement du typhus par l'épuisement occasionné sous l'influence des saignées ; il devient évident qu'il faut bien peu de chose pour manquer le but, la juste mesure de cette différence délicate ; que la chose la moins importante peut faire passer cette ligne de démarcation qui sépare le trop du trop peu, et changer en conséquence l'inflammation pure (*synocha*) en typhus et en paralysie ; considération qui devrait faire réfléchir, avant de s'engager dans une voie qui peut conduire à de si funestes conséquences.

Les cures les plus heureuses, même des maux inflammatoires, au moyen des saignées, offrent de grands inconvénients ; car il est impossible de guérir de cette manière une pneumonie, par exemple, sans causer des déjections ; et quand même on

considérerait la révolution critique qu'elles produisent, et l'expectoration de bonnes matières dis-
solvantes, le *sputum coctum*, comme la condition
d'une crise salutaire dans la maladie, on n'y ga-
gnerait rien pour étayer le système, puisqu'on
n'obtiendrait jamais que des résultats indépen-
dants du secours de l'art, la conséquence
immédiate de celui de la nature. En général non
seulement on n'abrège pas le cours naturel de l'inflammation par les saignées, mais ordinairement
ce moyen ne fait que prolonger davantage l'état
morbide. Il peut arriver toutefois qu'après une
première et légère émission sanguine, les symptômes inflammatoires se taisent, et qu'on mette ce
changement sur le compte de la saignée ; mais
lorsque des émissions abondantes ont été répétées
deux, trois, six fois, et même plus sur le malheureux
malade, on cherche en vain à modérer par ce moyen
les symptômes inflammatoires. Car, après ce traitement si énergiquement débilitant, l'épuisement
de tout l'organisme doit être extrême et de longue
durée, parce que le sang, le soutien de la vie, en
a été soustrait presqu'en entier. Aussi arrive-t-il
que la plupart des malades qui ont supporté assez
de saignées pour voir juguler en eux une inflammation, deviennent si extraordinairement débiles
et affaiblis, même à la fleur de l'âge, qu'ils traî-
nent désormais une vie de convalescent pendant
des années entières, sans que les soins empressés
qu'on leur prodigue, puissent jamais les remettre
du choc qui les a si fortement ébranlés.

Ce qui précède doit convaincre jusqu'à l'évidence, que les affections dont la source est supposée résider en tout ou en partie dans le sang,
telle que la surabondance de ce fluide, sa rapidité

anormale, ses modifications de qualité, une congestion active et des hémorrhagies réelles ; que ces affections, disons-nous, ne peuvent jamais être écartées que momentanément par les saignées, à la condition toutefois du succès le plus grand ; mais que dans toute autre circonstance, elles ne peuvent jamais exercer que l'influence la plus dangereuse.

Au résumé, nous trouvons que dans les maladies non inflammatoires, et qui portent néanmoins le caractère *d'un état élevé* dans le système (*sub-inflammation*), les saignées ne peuvent que nuire, puisqu'au lieu de hâter la guérison elles ne font au contraire que l'entraver. Dans la sthénie, dans les maladies franchement inflammatoires, il en sera de même, quoiqu'on prétende que cette classe d'affections soit la véritable sphère d'action des émissions sanguines. Elles sont en effet, alors, aussi incertaines que dangereuses : d'abord, parce qu'elles ne sont pas appropriées au caractère de la sthénie, et quand bien même elles rempliraient cette condition, ce caractère est si difficile à déterminer par lui-même, qu'on est obligé de se laisser guider par l'incertitude, et de se livrer conséquemment au système déplorable des émissions expérimentales.

Dans les maladies qui ont le double caractère de la sthénie et de l'asthénie, les saignées ne sont pas moins pernicieuses ; car, non-seulement elles sont impuissantes à prévenir les suites déplorables de l'inflammation, mais encore elles contribuent souvent à amener la plus dangereuse de toutes, la gangrène. Il résulte de tout cela que, dans la plupart des affections de l'espèce que nous venons de citer, la saignée est au moins insuffisante, puis-

qu'elle ne peut ni guérir seule, ni assez rapidement, ni d'une manière assez durable, ni agir sur
l'ensemble des dispositions morbides, ni empêcher
enfin qu'à la première occasion la maladie ne re-
prenne son cours avec plus d'intensité que jamais.

Maintenant, si après avoir examiné tous ces arguments contre la méthode en usage, nous avons
reconnu qu'elle ne fait que retarder la guérison
par l'excessif épuisement qu'elle occasionne, et
qu'elle rend les rechûtes extrêmement dangereuses, nous comprendrons pourquoi les médecins
sensés rejettent entièrement ce moyen curatif.

Il n'est pas douteux que tout praticien consciencieux, connaissant l'insuffisance et les conséquences fâcheuses qu'entraîne ce système prétendu
physiologique, aurait depuis long-temps abandonné
cette ressource principale de sa pratique, s'il avait
connu quelque chose d'assez efficace pour en tenir lieu. Mais beaucoup de médecins, surtout en
France, doutant de la possibilité d'un remède
spécifique contre l'inflammation sthénique, et considérant en conséquence les saignées comme une
nécessité malheureuse de la pratique médicale,
pensent qu'on ne peut combattre l'irritation anormale et les accidents dangereux qui peuvent résulter de cette révolution extraordinaire de l'organisme, qui a le nom d'inflammation, que par des
secours d'une efficacité prompte telle que celle
qu'ils supposent devoir résulter de l'emploi de
leurs remèdes réellement palliatifs. C'est à ce mo-
tif bien futile dans une question aussi grave, qu'on
peut rattacher cette exclusion que nos adversaires
font peser sur les méthodes plus circonspectes et
qui paraissent à des yeux prévenus ne procéder
qu'avec une trop funeste lenteur. D'un autre côté,

les spécifiques connus sont en si petit nombre , et ceux qu'on connaît n'étant applicables qu'au traitement des maladies chroniques, on établit avec une apparence de raison qu'il n'existe pas de remède spécifique contre les maladies. aiguës.

On se trompe dans les deux cas : quelle que soit en effet la nécessité pressante des remèdes spontanément actifs dans les inflammations violentes , on ne peut comparer l'état dont nous parlons à celui d'un homme atteint d'une suffocation, par exemple, où l'immense danger et une mort presque certaine peuvent faire tolérer en quelque sorte une saignée, non pas comme moyen curatif, mais pour écarter un danger imminent. Mais dans les inflammations ordinaires, des résultats immédiatement mortels ne s'aperçoivent jamais. Il est donc vrai que le médecin a toujours assez de temps pour administrer et laisser opérer les remèdes spécifiques adaptés à la spécialité de l'affection.

Toutefois, si jusqu'ici on n'a connu que peu de remèdes spécifiques contre certaines maladies, la cause en est tout entière dans l'incertitude où l'on fut d'abord sur leur emploi, dont le hasard fut d'abord le premier et le seul guide , parce qu'on ne connaissait pas encore la route qui conduisait à la découverte analytique de ces moyens thérapeutiques.

Le petit nombre de ceux dont on fit la découverte ne fut d'abord applicable qu'aux maladies chroniques, parce que ces affections conservent assez leur caractère propre; et on conçoit que l'emploi du spécifique ne pouvait guère avoir lieu que pour celles dont le caractère était invariable et résultait d'un miasme incapable de s'altérer ou de se modifier, comme par exemple la gale et la syphilis. Mais, dans les maladies aiguës, le hasard ne pouvait produire des résultats aussi heureux, parce qu'elles se montrent sous des formes si variées, qu'on peut à peine en citer une seule ayant eu deux fois le même caractère. Conséquemment, si un remède se trouvait par hasard spécifiquement approprié au mal, il ne possédait plus cette vertu une seconde fois, parce que la maladie ne paraissait pas de nouveau sous la même forme. Dès lors, il devient évident que sans la connaissance la plus exacte et la plus minutieuse d'un remède, il est impossible d'apprécier son efficacité; et que, si on ne possède pas cette connaissance pour ainsi dire mathématique, on n'administre plus un remède, mais un moyen pernicieux capable de donner au mal une direction dangereuse.

Or, en examinant scrupuleusement les propriétés d'un remède, nous faisons la découverte remarquable que les substances curatives que le hasard nous a fait connaître comme spécifiques, ont, dans leur action sur un organisme sain, une ressemblance frappante avec les symptômes contre lesquels ils ont été jusqu'ici les remèdes les plus sûrs, c'est-à-dire les plus spécifiques. Ceux que l'entêtement et les préjugés n'aveuglent pas et qui voudront examiner avec impartialité ce principe basé sur l'expérience, le trouveront parfaitement confirmé et seront forcés d'en tirer cette conclusion naturelle : que les remèdes ne deviennent spécifiques qu'autant qu'ils ressemblent, dans leur action sur un sujet sain, aux symptômes qu'ils sont destinés à guérir; et cette voie est la plus sûre pour déterminer à l'avance avec la plus grande exactitude l'action spécifique de chaque substance médicinale.

Une fois qu'on est pénétré de cette vérité, qu'il

existe pour toute. maladie (qui n'est pas absolument incurable) un remède spécifique ; que toute substance médicinale est un remède spécifique contre tel ou tel état pathologique, et que le remède peut être facilement trouvé et reconnu par un observateur attentif, on ne voit pas trop ce qui pourrait empêcher le médecin consciencieux de traiter les inflammations par des moyens spécifiques et de rejeter pour toujours les saignées pour ces moyens réellement curatifs. En vain ferait-il valoir son inexpérience, et reculerait-il devant le premier essai de l'emploi de tels remèdes comme devant un essai dangereux, puisqu'il n'hésite point de se servir de la plupart des médicaments de l'école régnante et même à des doses énormes, quoiqu'il n'ait pas la moindre connaissance de leur véritable nature et conséquemment du mode particulier de leur action. En second lieu, le médecin allopathe a devant les yeux les cures heureuses de l'ancienne école dont il peut facilement reconnaître la véritable cause, et celles qu'il a opérées lui-même par des moyens spécifiques et sans le savoir. Ses recherches et sa propre observation ne lui ont-elles pas fait connaître les propriétés curatives de l'*arnica* par exemple, dans les inflammations résultant d'un coup, d'une chûte, ou d'une lésion quelconque ? Ne sait-il pas que cette substance a la propriété non seulement de guérir rapidement ces contusions légères, mais même les suites les plus funestes de la plus dangereuse commotion du cerveau, sans l'emploi d'un moyen extérieur quel qu'il soit ? Et ne sait-il pas encore que ce même médicament, pris par un homme bien portant, provoque l'apparition de symptômes absolument identiques ? Il n'y a pas long-temps qu'on a découvert la propriété spécifique de la *belladone* contre la fièvre scarlatine, et celle de *l'aconit* contre le pourpre ; et c'est aux efforts d'*Hahnemann* et à son zèle pour la science que nous devons la connaissance des propriétés médicales de ces deux agents thérapeutiques. Quelle que soit donc l'obstination avec laquelle les médecins incrédules nient le principe qu'une substance médicinale, pour devenir un remède spécifique, doit être susceptible de provoquer dans un homme sain les mêmes symptômes qu'elle est destinée à guérir, il n'en est pas moins vrai que ce phénomène est une loi de la nature, sur laquelle repose la spécificité de la *belladone* contre la scarlatine, de *l'aconit* contre le pourpre, de *l'arnica* contre les commotions cérébrales, et cette vérité est assez incontestable par elle-même pour qu'il soit inutile de s'efforcer de donner une explication à des faits que l'expérience de tous les jours peut rendre familiers à tout le monde. Nous devons donc ne pas nous livrer à de savantes conjectures : la vérité n'a pas besoin, pour se faire adopter, de l'inutile appui d'une hypothèse ingénieuse.

Or, si l'on peut guérir la fièvre scarlatine et miliaire, ces deux inflammations d'un caractère si grave; si, disons-nous, on peut les guérir radicalement par des remèdes spécifiques, et d'une manière prompte, facile et durable, on en peut tirer une induction favorable pour la guérison de toutes les autres inflammations ; et dès lors, il ne peut plus rester de prétexte pour l'emploi futur des saignées, dont les résultats, comme nous l'avons tant de fois prouvé, sont plus qu'incertains, puisque dans la plupart des cas ils sont évidemment pernicieux.

Qu'on nous dise en effet s'il est un moyen curatif qui épuise l'organisme plus que la saignée. L'activité, l'irritabilité et la sensibilité générale ne s'affaiblissent-elles pas en proportion de la diminution du sang? Le corps se fane et périt comme s'étiolent et meurent les plantes, quand elles sont privées de suc. Les arbres sont taillés, sont émondés pour concentrer la sève dans un plus petit espace, et donner plus de vigueur à la nutrition : de même, nous pourrions couper les quatre extrémités d'un homme sans que sa vie fût en danger, si nous conservions le sang en liant les vaisseaux; en conséquence, c'est de la conservation de ce sang, qui est le suc vital, que dépend l'existence, et c'est pour cela que nous voyons l'inquiétude du blessé augmenter, sa force s'évanouir avec son courage, à mesure qu'il voit s'écouler son sang; et ce n'est que lorsque cette effusion si énervante est arrêtée, que l'espérance revient au cœur du malade comme l'énergie à tout son corps. Cependant, par une contradiction bien étrange, on se prête volontiers à l'épanchement de ce liquide si précieux, lorsqu'il s'agit d'après l'ordonnance du médecin de le pratiquer par un autre canal, et d'une manière artificielle. Pourquoi cela ? sans doute parce que l'on suppose que l'homme de l'art ne peut vouloir le mal, mais que ses soins tendent au contraire à le prévenir. On a raison ; mais on ne réfléchit pas que le médecin, quelque savant qu'il puisse être, peut se méprendre cependant sur l'efficacité des moyens thérapeutiques qu'il emploie. Nous voyons souvent que la pulmonie se développe chez les jeunes gens sujets à saigner du nez ; qu'une perte menstruelle trop abondante amène chez les femme une débilité nerveuse ou la chlorose ; que les émissions sanguines en général,

soit naturelles , soit artificielles, produisent l'hydropisie. Eh bien! on s'empresse alors d'arrêter l'é-
panchement du sang, parce que l'on considère
avec raison la perte de ce principe vital comme
la source du mal qu'on redoute. Cependant on
saigne, c'est-à-dire qu'on se sert d'un moyen ar-
tificiel pour amener un résultat, que dès qu'il se
manifeste on cherche à suspendre ou à éviter.
Nous le répétons, c'était bien la guérison qu'on
voulait; mais on se trompe sur les moyens, puisqu'on oublie que la science emploie tout son pouvoir
pour mettre un terme à une hémorrhagie naturelle,
parce qu'elle enseigne ce que l'expérience lui a
appris, que les pertes de sang sont nuisibles à l'organisme. Malgré ce principe, on s'égare cependant
dans une route dont l'issue ne peut être que funeste. On répand le sang d'une manière artificielle
dans le but de guérir, de faire disparaître un épanchement de ce fluide ordinairement plus abondant,
et qui se produit par une voie naturelle. Mais en
suivant cette méthode on ne fait autre chose que
doubler la perte du sang, en laissant agir la nature par une voie, et en agissant soi-même de la
même manière par une voie différente. Y a-t-il
rien de plus absurde, nous le demandons à tout
homme réfléchi, que de suivre une semblable ligne
de conduite; et au lieu de le faire, ne vaudrait-il pas
mieux pratiquer la leçon de cet axiôme vulgaire :
que de deux maux c'est toujours le moindre
qu'il faut choisir ? Et d'ailleurs, les médecins qui
font de la pratique avec de tels principes pour règle et pour lumière, ignorent-ils ou doivent-ils
ignorer que le sang est dans l'organisme , ce que
le numéraire est dans le corps social; que si celui-ci

fait la richesse et l'avenir de l'un, le premier fait la force et la durée de l'autre?

Le jeu des organes est d'autant plus facile, qu'il y a plus de sang et de sang vigoureux pour en activer le mécanisme. Cette vérité, qui a été appréciée de tous les temps et par toutes les intelligences, a fait naître sans doute la haute idée qu'on s'est toujours faite sur la fonction importante du sang. Combien de philosophes n'ont-ils pas mis le siège de l'âme dans l'ensemble de ce fluide actif et toujours mobile? Moïse avait embrassé lui-même cette opinion, qui a laissé sa trace parmi les générations des diciples de sa loi; et ce fondateur de la religion judaïque a témoigné lui-même, comme tant d'autres législateurs après lui, quelle était l'importante fonction qu'il donnait au sang dans le phénomène de la vie de l'homme, en prescrivant le premier cette loi, la loi du talion : quiconque répandra du sang, aura le sien répandu. Des opinions, des idées formulées d'une manière aussi durable, sont le résumé de l'opinion des masses, ou finissent par s'identifier à l'esprit de chaque individualité. Aussi voilà pourquoi le sang ne fut plus considéré que comme une souillure, et il devint un stigmate à la fois pour le bourreau et le supplicié. Les Romains infligeaient la saignée à leurs soldats, comme la punition la plus dégradante de leur code militaire. Cette punition avait deux origines, la souillure par le sang, et l'intention d'anéantir les forces viriles de celui qui, par un acte coupable, était déchu de sa dignité d'homme. La législation des cloîtres imita la législation romaine. Ce ne fut pas sans doute dans le but de souiller par l'effusion du sang, mais dans celui d'affaiblir la force physique, pour faciliter au corps la pratique gênante des vertus

monacales. Cette coutume de saigner périodique‑
ment les reclus des deux sexes avait le nom de *mi‑
nution*. Ce nom dépeint parfaitement le but et les
résultats d'une précaution un peu trop outrée. Mais
l'indifférence y gagnait au profit des passions, et la
prédestination dut devenir dès lors une route moins
semée d'épines: Il y eut toutefois de l'antagonisme
contre une coutume semblable, de la part de ceux
qui ne voulurent pas perdre l'avantage des épreuves
que fournit chaque jour la lutte de la matière et
de l'esprit; mais la masse respecta les intentions
du fondateur. Les femmes surtout, comme dans
toutes les circonstances, allèrent au-delà du but,
puisque saint Louis fut obligé de s'opposer par un
réglement spécial à l'intempérance des saignées
auxquelles se livraient les religieuses de l'Hôtel-
Dieu de Pontoise. Il enjoignit à ces saintes recluses
de ne plus se livrer à ces habitudes chirurgicales
que six fois l'an, à l'approche des grandes fêtes.

On pourrait citer d'autres exemples qui militent
en notre faveur, car toujours et partout on a con‑
sidéré la saignée comme un débilitant d'une inten‑
sité si grande, qu'il paralyse et fait déchoir les for‑
ces de la vie. Le sang d'ailleurs doit être considéré
comme un organe ; on devrait donc regarder la
saignée comme un acte véritable d'amputation ; et
on sait que tout homme consciencieux a la con‑
viction profonde qu'il est plutôt de son devoir de
conserver un membre que de le retrancher du
corps. On sait d'ailleurs que le chirurgien balance
bien long-temps avant de se résoudre à porter le cou‑
teau sur la partie du corps la moins importante, quand
il s'agit d'en faire l'ablation. L'utilité incontestable de
semblables opérations a fait surmonter dans ces cas‑
là seulement la répugnance générale qu'a tout

homme pour l'effusion du sang. Mais cette répugnance, si elle n'existe pas alors, est toujours remplacée par une crainte que partage lui-même le chirurgien, lorsqu'après une opération il s'empresse de faire la ligature du plus petit vaisseau, pour augmenter les chances d'une réussite. L'être que l'habitude ou tout autre sentiment n'ont pas encore aveuglé, l'enfant est saisi de terreur à la vue de la moindre blessure; il a peur du médecin, il a surtout peur de lui quand il le voit soustraire du corps les flots d'un liquide qui est la base de sa conservation. Si l'enfant voyait un assassin commettre un crime par d'autres moyens que le poignard, eh! bien, il plaindrait davantage le malade qui tend son bras à l'acier chirurgical, que la victime sans défense qui meurt empoisonnée. Il est donc vrai que ce sentiment aveugle ou raisonné, ce sentiment qui repousse l'effusion du sang et qui réclame si fortement sa conservation, il est vrai qu'il existe partout et pour toutes choses. Dès lors il est inconcevable qu'on puisse se laisser gouverner à ce point par l'habitude, qu'on puisse vaincre jusque là une répugnance bien naturelle et bien puissante, et enfin abandonner avec confiance aux hommes de l'art ce qu'on a de plus précieux, puisque le sang est une des sources ou plutôt la source la plus directe, la plus essentielle de la vie.

Des médecins comme *Broussais* et ses adhérents n'ont jamais eu une idée nette de la saignée, parce qu'ils l'emploient indistinctement pour tout âge et dans toutes les circonstances. Ils en font usage avec de jeunes sujets dont le sang a nécessairement une grande activité et surtout cette aptitude puissante à s'enflammer qui est particulière à cette époque de la vie. Ils s'en servent également sur les personnes d'un âge avancé où sont déjà bien visibles les signes de la vieillesse, le décroissement de la chaleur et une cessation partielle de la faculté d'agir. Mais depuis le règne fatal de la *méthode Broussais* on a procédé ainsi ; et jamais autant dans aucun pays que dans celui où elle a été créée, on n'a procédé d'une manière plus insensée et plus extravagante. En France, en effet, on voit souvent pratiquer la saignée sur des jeunes filles qui déjà ont atteint l'âge de puberté, mais dont la surabondance du sang, indispensable à la génération, ne s'est pas encore développée à cause de l'état maladif résultant d'un mauvais régime. On saigne également dans des cas où la nature a retenu le flux menstruel, soit à cause d'une débilité chronique, soit pour conserver cet excédant de force dont le sang est le véhicule, et le faire servir à la consommation des besoins du corps. Mais ce n'est pas tout : on saigne aussi dans des cas diamétralement opposés, dans des cas où il existe dans l'organisme une surabondance réelle de sang que la nature évacue elle-même pour écarter tout ce qui peut être nuisible à la liberté physiologique des fonctions, et dans des cas enfin où cette habitude thérapeutique ne peut conduire qu'à faire naître des affections nerveuses dont la guérison ne peut jamais que bien difficilement se réaliser.

Les personnes jeunes et vigoureuses n'échappent pas non plus à l'application de cette loi générale, à la saignée. Ainsi, qu'il s'agisse de chaleur dans le corps, d'oppressions, d'élancements dans la poitrine, d'un mouvement trop rapide du pouls, on saigne toujours; qu'il s'agisse de personnes affaiblies par l'âge dont les forces et la chaleur vitale s'éteignent, qui sont privées de la faculté de parler, d'avaler ou de se mouvoir, on saigne encore ; ou bien on se sert d'une armée de sangsues pour ranimer les fonctions vitales, qu'on cherchait au contraire à modérer par le même moyen, sur des tempéraments qui accusaient une trop grande activité.

Il est facile de voir que ce procédé présente autant de contradiction que celui qui consisterait à donner à manger la même quantité d'aliments à celui qui a faim et à celui qui est rassasié. Cependant on appelle cela, la *méthode physiologique* : il faut avouer qu'il y a des titres bien malheureux.

Mais, en supposant même que certaines constitutions plus que robustes aient besoin de saignées, pour anéantir une trop forte excitation des organes sanguificateurs ; en admettant même que les personnes oisives et adonnées à cette vie molle et voluptueuse qui irrite les organes, aient aussi besoin de recourir à l'emploi du moyen dont nous avons déjà condamné les résultats funestes ; ne serait-ce pas une raison puissante pour rejeter ce moyen, quand il s'agit de la suspension du mouvement du pouls et à l'absence de la chaleur vitale : symptômes qui peuvent résulter du froid, du chagrin, de la faim, etc., etc. ?

Pourtant les funestes errements que nous signalons, ne datent pas seulement d'aujourd'hui : le point de départ de la doctrine actuelle est plus éloigné de nous qu'on ne pourrait le croire ; l'histoire est là pour le prouver ; et ceux qui en ont feuilleté les pages pleines d'expérience, ont dû sans doute être frappés d'une vie bien triste, bien maladive : nous voulons dire, de cette espèce de fièvre chronique, que Louis XIII traîna sur le trône de France. En lisant lisant l'histoire de cette royauté inerte, il

est presque impossible, en effet, de ne pas être
frappé de tous les détails qu'elle présente. Toutefois, cette impuissance de gouverner, cette insuffisance de sentir, qui faisait négliger à ce prince
la reine, et n'accorder à madame de La Fayette
que les soins de l'amitié, ont pu faire croire à
quelques-uns de ceux qui ont suivi les phases de
ce règne, que le caractère du roi n'était que le résultat d'une éducation princière, ou d'un tempérament presque féminin ; mais la physionomie
pâle et abattue de Louis XIII contrastait avec un
corps dont les proportions semblaient annoncer
une vigueur qui ne pouvait ou n'osait se mettre
en évidence. Ce roi, lorsqu'il était enfant, n'aurait
pu laisser prévoir ce qu'il fut pendant son règne.
Aucune maladie, aucun malheur n'avaient assez
ébranlé son existence, pour lui imprimer le caractère d'énervation et de faiblesse qui lui fit abandonner à l'énergie d'un prêtre les rênes du gouvernement : une influence toute autre que celle
du tempérament ou des habitudes devait donc
être la source de cet état de maladie qui se conti-
nua jusqu'à ce que le corps eût enfin perdu toute
sa force. L'histoire ne nous a pas dérobé le secret
de cette influence mystérieuse : il est tout entier
dans la statistique des soins bien entendus dont
l'accabla le zèle éclairé de ses médecins. Louis XIII,
dans le court espace d'une année, fut saigné qua-
rante-sept fois, prit deux cent quarante vomitifs
ou purgatifs et trois cent douze lavements. Après
un traitement si énergique, rien n'étonne si ce
n'est que le prince pût vivre encore jusqu'à l'âge de
quarante-deux ans ; mais tout le reste s'explique, et
on est forcé de trouver plus que facile le degré de
puissance royale qu'atteignit le cardinal de Richelieu,

4

Il n'est pas besoin cependant de demander des exemples et des leçons au passé : le présent est assez riche de faits pour que nous puissions nous passer de consulter l'histoire. Ainsi, au moment où nous allions livrer cette brochure à la publicité, un grand malheur est arrivé dans la presse : Armand Carrel est mort des suites d'un duel. Tout le monde se rappelle la gravité de sa blessure ; cette perte a été trop vivement sentie pour qu'aucun détail en soit déjà oublié : je ne dirai donc pas qu'il y eût un remède sûr au danger. Armand Carrel pouvait mourir de sa blessure : mais ce grand publiciste jouissait, avant d'avoir été atteint, de toute sa force physique, de toute sa puissance de vivre ; et pourtant, dans l'espace de quelques heures, il passa de l'affaiblissement le plus grand au délire le plus complet. Le désordre causé par sa blessure pouvait-il être la seule cause de tous ces phénomènes ? Je n'hésite pas à dire le contraire : l'expérience médicale le prouve assez ; voyons donc le traitement. M. Carrel est saigné à outrance : l'émission du sang fut le seul système et l'unique moyen médical que les hommes de l'art jugèrent admissible et logique ; mais la faute ne passa pas inaperçue sous le voile de la science et de la réputation. M. Carrel, malgré l'anéantissement de ses forces et de son intelligence, avait des moments si lucides et si pleins d'éclat à la fois, qu'on se prenait à l'admirer comme sous les plus beaux jours de sa carrière politique ; et ce fut alors qu'il éleva la voix pour accuser l'aveuglement fatal des médecins, en s'écriant que c'était la perte de son sang qui avait anéanti sa raison. Cette phrase, qui résumait les sensations du malade, est un plaidoyer en notre faveur. M. Carrel n'était pas médecin ; et ni le préjugé de l'opinion ni celui de l'habitude ne pouvaient l'aveugler sur sa situation. Il nous est donc permis de considérer ce plaidoyer d'une phrase comme une condamnation juste. Que les médecins qui veillaient à son lit de mort méditent sur ce jugement de la tombe!!!

D'après tous ces exemples que nous avons multipliés pour qu'il ne reste plus aucun argument en faveur de la doctrine funeste dont nous sommes les adversaires; d'après tous ces exemples, qui paraîtront sans doute bien concluants, il ne nous resterait plus grand'chose à faire pour donner le dernier coup à des théories si évidemment entachées d'erreur; mais nous voulons tout épuiser pour être à l'abri de tout reproche. L'allopathie se sert, pour étayer sa thérapeutique des saignées, d'un argument qu'elle croit trop puissant pour ne pas justifier l'abondance des émissions sanguines qu'elle pratique sans cesse et dans tous les cas. Cet argument est pris dans les analogies de l'espèce humaine et de l'espèce animale. L'instinct animal est considéré comme une loi générale d'une incontestable vérité, enfin comme une loi qui indique quelle doit être la conduite du médecin dans telle ou telle circonstance. Nous allons voir si cet argument a une valeur quelconque. Les animaux se font quelquefois des saignées eux-mêmes par un mouvement instinctif : ainsi le cheval de race polonaise brise avec ses dents les vaisseaux nombreux qui rampent à la surface de son corps quand une fatigue trop forte, par exemple, lui en fait éprouver le besoin. Ce n'est donc pas dans un cas de maladie que le cheval produit cet acte aveugle et spontané de sa volonté. Cependant l'allopathie en a tiré la conséquence que dans les cas de maladies on doit saigner l'homme, comme l'animal que nous avons cité se saigne lui-même dans un cas tout différent. L'argument est mauvais et la comparaison dépourvue de justesse : puisque pour pouvoir s'appuyer avec raison sur le faux semblant d'analogie qui lie l'espèce humaine à l'espèce animale, il aurait fallu seulement tirer cette conséquence : que la saignée ne doit être pratiquée chez l'homme que pendant la surexcitation causée par une course longue ou pénible. Mais en supposant même qu'il existe au fond de cette comparaison assez de données pour permettre et même justifier sur l'homme la pratique des émissions sanguines, nous allons rendre compte d'un fait qui donnera la mesure d'une pareille argumentation. Quand le cheval se cause à lui-même une hémorrhagie en déchirant une de ses veines, le sang s'arrête sans aucun secours étranger, et c'est à sa plasticité bien connue qu'est dû ce phénomène remarquable. Chez l'homme au contraire l'art emploie une foule de moyens pour tenir rapprochés et coller enfin l'un à l'autre les bords de l'ouverture du vaisseau. Cependant si la nature donne une loi certaine, si l'analogie prise dans la classe animale n'est pas une analogie trompeuse, nous avons droit d'être étonnés de la méfiance des médecins. En effet, pour être conséquents avec eux-mêmes, ils devraient attendre chez l'homme la cessation de l'écoulement sans s'occuper de le faire cesser, puisque la nature providentielle est là pour suspendre, quand il le faut, la déplétion bienfaisante de l'hémorrhagie.

Nos adversaires ont dû sans doute s'apercevoir du vide évident de leurs comparaisons, puisqu'ils ont encore cherché d'autres preuves, ou plutôt de nouveaux encouragements dans la classe si nombreuse de l'espèce animale. Ainsi, ils ont encore cité l'hippopotame qui se frotte contre le tronc d'un arbre ou les aspérités d'une roche, pour produire sur lui-même une blessure, et par suite, une effusion de sang; mais le porc, qui est couvert d'une couche si épaisse de graisse, que les veines ne sauraient être superficielles, ne se frotte-t-il pas contre les murs, les arbres, plus que tout autre animal? Ce n'est donc pas pour se pratiquer une saignée, que le porc agit ainsi; ce n'est donc pas pour arriver à un semblable résultat, que l'hippopotame agit de la même manière; mais si ces deux animaux se frottent contre les corps durs qu'ils rencontrent sur leur chemin, ce n'est que pour faire ce que fait l'homme dans des circonstances semblables : c'est pour calmer un prurit douloureux, ou une démangeaison pénible, qui se fait sentir à tel ou tel point de leur peau. Il peut arriver, il est vrai, que ces frottements produisent une hémorrhagie; mais ce n'est ni à la volonté de l'homme, ni à l'instinct des animaux, qu'il faut en rattacher la cause; c'est la force avec laquelle le cheval presse sa peau de ses dents, l'espèce de passion que le porc et l'hippopotame mettent à user leur épiderme sur une surface dure; c'est l'usure que les ongles de l'homme produisent sur sa peau délicate, c'est cela seulement qui est l'unique source de ces hémorrhagies plus ou moins légères, que nous voyons se produire dans quelques circonstances chez l'homme et chez quelques animaux. Il nous semble que l'explication que nous venons de faire est la seule qui soit vraie. Elle ne nous fournira pas, il est vrai, de théorie brillante; mais aussi elle nous évitera le malheur d'employer des moyens funestes à la vie de nos semblables. La manie des analogies conduit le plus souvent à l'erreur. Ainsi l'histoire des mœurs animales nous apprend un phénomène curieux, dont nous ne sachons pas que les allopathes aient encore tiré parti. Nous allons le leur faire connaître. Les vaches se nourrissent du délivre, quand elles ont mis bas, sans éprouver les affections qui sont parfois la suite de cette fonction de la nature. Quelle est l'influence d'une semblable nourriture? met-elle la vache à l'abri de la fièvre puerpérale? Si quelques médecins admettaient cette admirable conséquence, il serait tout simple de deviner déjà le remède original qu'ils essaieraient de nationaliser parmi leur clientèle féminine. L'erreur n'est donc pas le seul résultat des analogies forcées; le ridicule est souvent une de ses conquêtes.

Eh bien! en se ressouvenant de tous les détails où nous venons d'entrer, il est bien facile de se faire une idée de la doctrine allopathique, et plus facile encore de devenir médecin suivant cette doctrine. Elle n'exige en effet ni pratique ni théorie; car personne ne comprend les termes ampoulés de la théorie, et n'a pas besoin de les comprendre; ce qu'elle veut démontrer, elle essaie de le faire sans preuve ni raison, parce que la théorie de M. Broussais a l'avantage d'être crue sur parole dans le cercle aveugle de ses admirateurs. Ainsi les sophismes les plus erronés prennent la forme et le nom d'une vérité fondamentale, parce que quelques hommes ne jurent que par le maître et disent tout comprendre; bien qu'il paraisse assez difficile de trouver un sens à ce qui est incompréhensible ou à ce qui n'en a pas : comme par exemple, à cette application de la saignée dans le cas de surabondance comme dans les cas de pénurie du sang. C'est aussi

la même chose pour la pratique ; il semble qu'on
n'ait pas non plus besoin d'elle, on ne lui demande
aucune lumière, on met de côté tout ce qu'elle
enseigne; on fait en sorte de l'oublier pour s'absorber entièrement dans la théorie favorite, pour la
faire triompher, quelque pernicieuse qu'elle soit,
et quelque obstacle qui se présente, soit du côté
du malade qui se meurt, soit du côté du public
qui ne veut pas mourir comme tant de malades.

Ainsi l'expérience et le raisonnement, le premier
le fruit de la pratique, le second son guide le plus
sûr, deviennent complètement inutiles. Que peuvent-ils en effet contre M. Broussais ? rien ; car
qu'un adepte lui dise : J'ai saigné le matin à midi ;
le soir, j'ai mis des sangsues par devant et par derrière, et pourtant le malade est mort. M. Broussais
répondra : Vous n'avez pas été assez hardi ; il fallait saigner coup sur coup. Ce n'est pas parce que
vous avez tiré du sang abondamment que le malade a succombé ; c'est parce que vous n'en avez
pas assez tiré. Mais si on lui dit : J'ai tiré du sang
jusqu'à extinction, le maître répliquera froidement : C'est dommage ! il n'en est pas moins vrai
cependant que le malade eût pu guérir s'il eût eu
seulement plus de sang à tirer.

Avec de tels principes et une foi si rude dans
ces principes, la conscience ne dirige plus guère
le médecin ; car quand même sa voix se ferait encore entendre, elle doit s'affaiblir peu à peu pour
se taire complètement, puisqu'elle ne réclame
plus contre cette audace qui fait infliger chaque
jour, chaque heure, les tortures de la saignée
à une foule de malheureux. Mais les maîtres
ne sont pas les seuls qui trouvent toute naturelle l'application large de cette affligeante théo-

rie : les élèves, enhardis par le spectacle qui pose
sans cesse devant leurs yeux, croient devenir maîtres à leur tour en imitant ou en surpassant même
leurs maîtres. Voilà pourquoi le savoir est également inutile, puisque la saignée est le moyen universel pour toutes les maladies des fonctions vitales,
des fonctions de la reproduction, des fonctions
animales. Or, comme ces trois catégories contiennent toutes les maladies imaginables, la connaissance de ce remède suffit pour les combattre toutes, et quand l'on connaît encore les *vésicatoires*,
le *lait d'ânesse* et les *tisanes de chiendent*, on est
assuré plus que jamais de pouvoir traiter et médi-
camenter tout aussi bien que M. Broussais en personne : on n'a plus besoin de médecin, on peut
faire le médecin soi-même.

Il existe surtout une maladie qui semble réclamer impérieusement l'application de la thérapeutique de M. Broussais, c'est-à-dire la saignée. Cette
affection, c'est l'*apoplexie* que tous les médecins
à peu près ne croient guérissable que par les émissions sanguines. Voilà pourquoi sans doute ceux-
là se consolent facilement de la perte d'un apoplectique qui meurt à la suite du traitement
recommandé par l'allopathie, précisément parce
qu'ils croient qu'en employant les émissions sanguines, ils ont tout fait pour éviter ce malheur.

Mais si on recherchait dans le nombre de sujets attaqués d'apoplexie qui succombent annuellement à la suite de cette affection, le nombre de
ceux qui sont morts après le traitement par la saignée, et celui des malades qui ont succombé sans
avoir subi ce traitement, on trouverait que dans
la catégorie de ceux qui ont été saignés il en meurt
neuf sur dix. Maintenant si on interroge l'expé-

rience et qu'on recherche combien de personnes
attaquées d'apoplexie ont été saignées avant l'apparition de cette maladie, et combien de personnes
attaquées n'ont pas été saignées auparavant, on
trouvera que sur une qui ne s'était jamais fait saigner, il en est mille qui avaient déjà perdu beaucoup de sang avant l'attaque; d'où l'on peut conclure que cette maladie résulte d'ordinaire de la
fréquence des saignées auxquelles on ne craint
pas d'avoir recours.

Il ne faut pas déduire de là que toutes les personnes qui ont subi ou supporté des émissions sanguines doivent craindre un accès d'apoplexie. Pour
qu'une telle conclusion fût vraie, il faudrait qu'un
homme d'une conformation apoplectique (*habitus
apoplecticus*) eût de plus une prédisposition à l'a-
poplexie.

Il en est de même pour d'autres maladies, la
phthisie par exemple : si elle est le résultat des saignées, il faut que le sujet qui porte une conformation phthisique (*habitus phthisicus*) ait encore une
prédisposition à cette maladie.

En conséquence, la prédisposition est la cause
première, et les saignées la cause occasionnelle :
ou bien les premières saignées font naître d'abord et
développent ensuite cette prédisposition, en sorte
que les saignées successives ou d'autres causes ac-
cidentelles suffisent pour provoquer l'apoplexie.
On en peut dire autant de l'*épilepsie*. Il y a des
épileptiques qui vivent vingt, trente ans, membres
utiles et vigoureux de la société, excepté dans l'instant où l'accès suspend pour un temps leur énergie
physique et intellectuelle, si leur guérison n'a pas
été tentée par quelques élèves de M. Broussais; et si,
par conséquent, la saignée n'a pas abrégé leurs jours.

La paralysie est généralement la suite inévitable de saignées fréquemment répétées, et nous connaissons un grand nombre de médecins qui, dans leur longue et nombreuse pratique, n'ont jamais traité des cas de paralysies sans que le malade n'ait eu souvent recours au traitement vicieux des effusions sanguines. Au contraire, nous pourrions citer un grand nombre de cas où des indispositions légères traitées par des saignées ont dégénéré en une paralysie complète et fini par la mort. Parmi le grand nombre de faits qui viennent à l'appui de ce que nous venons d'avancer, nous ne citerons que la déplorable catastrophe qui s'est passée il y a quelques mois à Paris, et dont nous avons été le témoin.

Une jeune fille à la fleur de l'âge, l'idole d'une des plus nobles familles de France, fut prise quelques jours avant ses règles d'un mal de tête si léger d'abord, qu'à peine s'en occupa-t-on ; mais comme il se prolongeait depuis trois jours, on consulta un des premiers médecins de la capitale, qui calma bientôt la peine des parents en leur promettant un prompt rétablissement par une application de seize sangsues. Les parents consentirent à cette application, qui donna pour résultat l'apparition presqu'immédiate du flux menstruel et un grand soulagement dans les maux de tête ; mais au bout de quelques heures ce symptôme se manifesta de nouveau plus intense que jamais. Le médecin, jugeant alors que les sangsues n'avaient produit qu'un soulagement insignifiant, à cause du peu de sang qu'elles avaient soustrait du corps, ordonna une saignée pour le lendemain, assurant les intéressés que par ce moyen une guérison complète et prochaine ne tarderait pas à se produire. La saignée

fut pratiquée, mais les règles cessèrent aussitôt; la
langue, le côté droit et le bras du même côté fu-
-rent presque immédiatement frappés de paralysie.
Alors le médecin déclara qu'il ne pouvait plus pratiquer d'autres saignées, prescrivit six grains de
calomel trois fois par jour et une diète sévère,
malgré les réclamations de la malade qui se disait
tourmentée par la faim. Pendant trois jours, l'état
de la malade fit des progrès assez fâcheux pour que
le médecin crût devoir renoncer au nouveau traitement qu'il avait adopté; il revint donc aux saignées en assurant que c'était désormais la seule
planche de salut, et fit placer des sangsues au cou
de la jeune personne, pour lui rendre, disait-il, la
parole qu'elle avait perdue; mais à la suite de ces
émissions qui devaient anéantir tout le mal, la
malade, dont l'affection avait commencé par une
légère douleur de tête, tomba dans le délire et
l'agonie, et le médecin déclara en présence de tels
symptômes, que désormais il n'y avait plus d'espoir. Puisque l'allopathie abandonnait la malade,
des amis conseillèrent à la mère désolée, d'avoir
recours à la médecine homéopathique. On prit des
informations chez notre illustre *Hahnemann*, et
auprès de plusieurs députés qui avaient dû leur
guérison aux moyens que notre doctrine nous a
fait connaître; enfin on se décida après quelque
hésitation, et je fus appelé. Je déclarai aussitôt
que la malade n'était dans un état si dangereux
que par les saignées qu'on lui avait fait subir;
mais j'ajoutai qu'on pouvait encore se promettre
quelques bons résultats, en ranimant la vitalité de
la jeune malade par des aliments appropriés, et en
lui administrant, pour obtenir sa guérison, les remèdes dynamiques de notre thérapeutique. On

réfléchit mûrement sur les espérances que pouvaient faire naître mes prescriptions, et la jeune
personne fut livrée à mes soins. Je commençai à
la traiter à onze heures du soir, et le lendemain à
six heures, la parole, le sentiment et le mouvement étaient revenus; elle se trouva si bien enfin,
qu'elle exprima le désir de changer de couche.
On la posa sur un sofa, mais l'état de faiblesse
auquel les pertes de sang l'avaient réduite, occasiona
une syncope. On prend aussitôt l'alarme : on a recours aux sels et à tous les moyens qu'on emploie
d'ordinaire contre les évanouissements. La malade
rouvre les yeux, il est vrai, elle respire ; mais l'effet
des remèdes homéopathiques est détruit, et à l'amélioration que j'avais obtenue, succède une violente
rechute. Je viens à neuf heures du soir, je me
hâte de porter les secours convenables, et je ne
quitte la malade qu'à trois heures du matin, lorsque j'eus produit sur elle la même amélioration
que tout le monde avait pu constater avant la syncope. Mais au lieu d'attribuer l'événement qui
avait interrompu l'effet heureux de mes prescriptions à leur cause réelle, on ne manqua pas de la
rejeter sur les aliments dont j'avais recommandé
l'usage. Cette manière peu commune de traiter, fit
fermer les yeux aux parents sur les bienfaits de
l'homéopathie, et les allopathes qu'on consulta de
nouveau ne manquèrent pas de les assurer qu'une
nourriture fortifiante devait ammener infaillible-
ment une rechûte suivie de mort : ils ajoutèrent
encore que l'amélioration qui s'était immédiatement manifestée après l'administration de mes remèdes, n'était et ne pouvait être que le résultat
des saignées, et que puisque les symptômes ne
faisaient plus de progrès maintenant, la malade

pouvait être considérée comme s'acheminant vers une guérison qui, pour être hâtée, n'avait plus besoin de remède. Alors je déclarai que l'amélioration s'étendrait en raison de la durée d'influence de mes remèdes : je le déclarai verbalement et par écrit ; je dis aux parents qu'après quatre jours les symptômes reparaîtraient et mettraient en péril les jours de cette intéressante et jeune personne. On ne m'écouta pas : le danger passé, on ne le craignit plus. Les médecins allopathes investis une seconde fois de la confiance de la famille, devinrent de nouveau les arbitres de la vie de la jeune enfant, et on ne pensait plus peut-être à ma prédiction, quand le danger reparut encore ; mais les soins, les secours des médecins qui m'avaient remplacé, furent sans fruit. Au bout de quatre jours cette jeune fille était morte.

Sans doute, beaucoup de médecins rangeront les faits que nous venons de citer à l'appui de nos opinions, dans la catégorie des assertions paradoxales. C'est ainsi qu'ils agiront, parce que nos idées s'écartent des idées reçues, et ils trouveront dès lors fort naturel qu'une fièvre inflammatoire résultant d'une irritation de même nature, soit traitée par des saignées répétées, les sangsues, les ventouses, le calomel, etc., etc. Ce ne sera pas toutefois parce que ce mode de traitement leur semble meilleur, mais parce qu'il est adopté et suivi depuis des siècles et qu'on s'est familiarisé dès l'enfance avec de pareils procédés.

C'est en effet de cette manière que l'homme s'accoutume à trouver raisonnables des actions qui n'ont pour elles que la consécration du temps. Les tortures au moyen desquelles on arrachait autrefois des aveux forcés aux patients, furent trouvées rationelles. Les esprits ne furent point révoltés de l'idée monstrueuse du jugement de Dieu; on vit conduire au bûcher, comme une chose fort naturelle, de pauvres vieilles femmes accusées de sorcellerie, dont l'unique crime était d'avoir les yeux rouges, une peau ridée et une tête grise et branlante. L'ignorance et la crédulité ont toujours gouverné le monde : peuples et souverains, tout le monde a courbé la tête sous le joug de la superstition et du préjugé; et ces préjugés, ces superstitions qui nous paraissent absurdes maintenant, ont eu leur temps et ont brillé, pendant ce temps-là, de l'éclat de la vérité la moins soupçonnée d'erreur. Notre époque, comme celles qui nous ont précédés, a aussi ses prestiges. L'allopathie en est un des plus funestes et peut-être encore des plus puissants : mais comme nous avons reconnu les erreurs de nos devanciers, il sera donné à notre postérité ou peut-être à nous-mêmes de voir adopter généralement les opinions que nous ne craignons pas de proclamer. Il est un temps pour la vérité comme pour le mensonge; mais l'avénement de la vérité n'est jamais une illusion. Galilée fut condamné par ses contemporains à nier le mouvement de la terre; Harvey fut considéré comme un rêveur pour avoir annoncé la circulation du sang et mourut de chagrin et de faim; et pourtant Harvey et Galilée avaient trouvé deux vérités incontestables qui devaient un jour jeter le plus grand lustre sur leur nom.

Mais si nous admettions un instant qu'on ne se fût jamais avisé de saigner, quel étonnement n'exciterait pas de nos jours une semblable opération? ne la regarderait-on pas comme l'acte le plus téméraire et le plus audacieux qu'on ait jamais tenté? Et si la mort le suivait de près, ne l'attribuerait-on pas à cette pratique monstrueuse ? Et si nous supposions encore qu'on n'eût connu jusqu'ici en médecine que la méthode homéopathique, et qu'on vît naître tout d'un coup une école semblable à celle de l'allopathie, et qui se servirait conséquemment des moyens extraordinaires qu'elle emploie, tels que les saignées, les vomitifs, les purgatifs, etc., n'y aurait-il pas des émeutes populaires? les gouvernements ne seraient-ils pas forcés d'intervenir et d'incarcérer les Séides d'une semblable doctrine, ces mobiles de l'exaspération générale? Mais comme cette école a acquis le droit de bourgeoisie, qu'elle est protégée par le gouvernement et que la police médicale lui est confiée, on pense bien qu'elle n'entreprendra rien contre sa propre doctrine.

Il faut donc que la lumière vienne d'autre part, afin que les hommes de bonne foi, mais étrangers à la médecine, puissent échapper aux dangers qui les environnent.

Pourtant Hippocrate avait déjà donné une leçon que ceux qui se vantent de suivre la doctrine hippocratique auraient dû longuement méditer. Il a dit que le sang possède une puissance du premier ordre, et qu'il lui est dévolu un plus grand rôle qu'à toutes les parties de l'organisme, puisqu'il est la source unique de leur normalité et de leur conservation. Il a dit enfin, pour résumer toute sa pensée, que le sang est une chair coulante. Mais malgré l'incontestable vérité de cette opinion, malgré que les allopathes l'admettent tout entière, cela n'empêche pas qu'ils n'agissent dans leur pratique comme si le sang n'était pour eux qu'une matière excrémentitielle, analogue à l'urine, à l'humeur nasale, etc.

La pratique des hôpitaux prouve surtout combien les allopathes suivent cette loi avec fidélité.

Dans ces établissements, personne ne peut en effet s'opposer à la volonté absolue du médecin. Là, les prescriptions sont des arrêts, et les malades sont tous allongés sans distinction sur ce lit de Procuste, qui n'acceptait, d'après l'histoire, qu'une seule forme, comme le traitement allopathique n'accepte aussi qu'un seul moyen.

Mais dans la vie privée, le médecin rencontre plus d'obstacles dans l'emploi des remèdes violents, soit par les remontrances du malade lui-même, soit par l'inquiétude qu'expriment les parents et l'influence qu'ils exercent. Dans les hôpitaux, au contraire, il n'en est pas ainsi ; le despotisme doctoral y règne sans contrôle. Il faut bien que le médecin en chef de l'hôpital se fasse une réputation, quel que soit le nombre de victimes qu'il sacrifie à sa doctrine. Aussi, que le malade vienne à mourir, on ne s'en occupe nullement : on ne cherche pas même s'il faut attribuer sa mort au traitement ou au caractère, à l'effet immédiat de sa maladie. Bien plus, à la première occasion, on suit exactement la même ligne de conduite, surtout s'il s'agit de saignées : ainsi croirait-on qu'à l'Hôtel-Dieu, par exemple, on pose jusqu'à huit cents sangsues par jour sans compter les saignées, et tout cela avec la même légèreté qu'on ordonnerait la prescription la plus inoffensive.

Nous avons déjà répété jusqu'à satiété qu'en tirant une grande quantité de sang on ne parvenait pas pour cela à éteindre la maladie, quand bien même cette maladie résidât dans le sang. Dans la quantité qui reste, le principe du mal subsiste toujours : ce principe se communique au nouveau sang et continue de cette manière son influence pernicieuse, à moins d'être détruit par des moyens

dynamiques qui seuls sont capables de ramener le
sang à son état normal.

Les allopathes sont parvenus à donner une représentation exacte des maladies au moyen du
dessin ou de la peinture ; ils ont reproduit ingé-
nieusement et avec une grande exactitude le caractère externe et les symptômes d'un grand nombre d'affections ; ils ont reproduit le caractère
externe de l'ophtalmie, de l'exanthème, du choléra, de la fièvre jaune, de la fièvre putride, etc. ;
mais là s'arrêtent les progrès de ces docteurs présomptueux, qui se dressent dans leurs chaires avec
tant d'orgueilleuse assurance et se donnent pour
les arbitres de la vie humaine. Ces beaux parleurs
se trouvent encore dans la même perplexité, dans
les cas en quelque sorte les plus élémentaires,
dans les cas de fièvres aiguës, qu'aux jours où la
science ne faisait encore que de naître ; car malgré
tout ce qu'ils prétendent connaître, ils ne conçoi-
vent ni la nature de la maladie, ni l'espèce de secours qu'on peut apporter au malade.

Lorsque ces messieurs vivent en bonne intelligence, les bévues diagnostiques ou thérapeutiques
qui se commettent sont aussitôt couvertes du manteau de la confraternité, et le malade peut périr
sans que les erreurs de la Faculté soient mises au
jour. On pourrait craindre l'indiscrétion de ceux
qui ne sont pas encore initiés. Mais s'ils ont l'audace d'élever des doutes, on les fait taire par la
déclaration qu'un incident imprévu est venu inter-
rompre le cours du traitement, ou bien que la dissection a démontré qu'il existait dans l'organisme
une déviation anormale, qui cependant n'a pas jus-
que-là mis obstacle à l'existence, mais qui est venue
déjouer fatalement les prévisions et les calculs pres-

5

que certains de la science médicale. Toutefois, si on ne peut pas user d'une semblable défaite, on n'oublie pas d'attribuer la virulence que le mal avait acquise par un traitement absurde, au caractère opiniâtre et invétéré du mal lui-même.

Cependant les noms célèbres ne sont pas rares parmi les médecins; mais lorsqu'on connaît de plus près ceux qui les portent, le prestige s'évanouit bien vite, et on comprend alors que l'ambition, la faveur, le hasard et des circonstances toutes fortuites aient été les seules causes de leur célébrité, et nullement la supériorité de leur talent, la profondeur de leur savoir, et la finesse de leur observation.

Ce que ceux-là ont en effet retiré de leur science, c'est d'apprendre à surpasser, pour essayer de guérir, les tortures les plus douloureuses, celles d'une inquisition. Nous ne rappellerons ici que les traitements qu'on a suivis dans le choléra. Les âges futurs ne s'étonneront-ils pas quand ils apprendront les détails de ces traitements extraordinaires dont une foule d'autopsies médicales ont enseigné l'efficacité illusoire? Ne pourrait-on pas appeler les travaux qui n'ont pas été seulement inutiles, mais funestes, le monument de la stupidité humaine? Nous demandons bien pardon à nos lecteurs de nous exprimer ainsi : mais il s'agit de la vie de tous, et pour détromper tout le monde il faut parler sans détour.

Nous n'avions pas besoin de ces exemples récents et cruels pour avancer que parmi les médecins de l'ancienne école, devenus célèbres, il n'est guère que des faiseurs de système. Peu d'entre eux, en effet, ont pénétré dans les profondeurs de la nature et de l'existence, et, bien qu'ils se vantent depuis des siècles de leur savoir, ils sont encore aussi incertains sur les choses les plus simples que dans les premiers temps, excepté qu'ils savent beaucoup parler, créer des hypothèses sans nombre qui peuvent séduire dès l'abord, mais qui n'ont au résumé aucune application utile. C'est un grand art de cacher son ignorance sous le prestige de paroles mystiques et inintelligibles; car, avec l'aide d'aussi bienfaisantes ténèbres, ces docteurs se font apprécier bien au-dessus de leur valeur. Avec le mot *congestion*, qu'ils ne s'occupent pas de définir, ils croient à peu près connaître toute la science; et c'est de ce point de départ, qui devient leur boussole, qu'ils suivent aveuglément leur carrière médicale, ne demandant d'autre appui, d'autre lumière que Broussais, et d'autres ressources que l'inévitable lancette et des milliers de sangsues.

Mais qu'on nous permette encore de citer ici quelques faits devenus publics par les journaux, et qui démontreront que les plus simples maladies aiguës, traitées par la prétendue méthode rationnelle des plus célèbres médecins, c'est-à-dire par les saignées, se sont presque toujours terminées par la mort. Parmi le nombre infini de ces catastrophes, nous ne choisirons que celles qui ont frappé des têtes couronnées, parce que, dans ces circonstances-là, les médecins les plus renommés ont dû être appelés au lit du malade; et que rien de ce qui, suivant le système allopathe, pourrait contribuer le mieux à la guérison, n'a pu être épargné.

Feu l'empereur François d'Autriche, qui avait perdu son épouse et son petit-fils par suite d'un traitement allopathique, fut atteint d'une fièvre inflammatoire. Il avait soixante-huit ans; il était maigre et courbé par l'âge. Un de ses principaux médecins déclara que le mal présentait bien peu de gravité. Cependant, pour obvier à tout inconvénient ultérieur, une saignée fut pratiquée; on jugea qu'elle avait produit une amélioration. Il était vrai, en effet, que l'affaiblissement qui en était résulté avait diminué l'effet de la réaction, ou mieux la puissance des symptômes; mais cette amélioration ne fut que momentanée. Les accès se rapprochèrent et la fièvre fut jugée beaucoup plus grave que dès les premiers jours de l'affection : une autre saignée fut jugée nécessaire. Les médecins décidèrent qu'il n'était pas convenable de s'arrêter après la première. On la pratiqua de suite, et presqu'aussitôt après tous les symptômes acquirent une énergie si violente, que les deux médecins déclarèrent (c'était le 28 février à midi) qu'il était désormais impossible de sauver le patient. La famille impériale fit alors appeler trois médecins attachés aux archiducs : ces messieurs approuvèrent le traitement de leurs confrères, mais ils déclarèrent qu'il resterait encore de l'espoir si une crise salutaire pouvait survenir, comme une forte transpiration par exemple. Pour amener cette crise ils pratiquèrent deux nouvelles saignées qui, comme on le pense bien, ne firent que redoubler la fièvre. Les forces s'affaiblirent totalement, la respiration s'arrêta, et dans l'espace de vingt-quatre heures la vitalité s'éteignit et l'auguste malade avait cessé de vivre.

De pareils faits démontrent même aux hommes qui ne sont pas initiés aux secrets de l'art médical, de quelle manière vicieuse on procède dans l'école allopathique. Ainsi, quoique la première saignée fût déjà suivie d'un état qu'on jugea sans ressource, on considéra cependant une troisième et même une quatrième saignée comme un moyen de salut capable d'amener une crise salutaire. Mais comment l'élite du corps médical pouvait-elle se flatter d'amener une transpiration par des saignées répétées, quand la substance qui aurait pu la produire était déjà détruite, anéantie ; quand les forces vitales enfin étaient tellement détériorées par le traitement, qu'on pouvait bien obtenir encore une dernière sueur, la sueur froide de la mort, mais non pas une transpiration critique et salutaire. D'ailleurs une pareille transpiration n'agit favorablement dans les fièvres chaudes qu'au commencement et jamais à la fin de l'affection, et ce n'est pas l'émission du sang, mais l'usage du spécifique qui pouvait amener ces résultats désirés.

Dans le procès-verbal embarrassé de l'autopsie, ces messieurs déclarent que la mort a été déterminée par une inflammation dans les vaisseaux de l'organisme ; que le traitement suivi a été le seul rationel ; mais que des saignées répétées n'avaient pas suffi pour mettre un terme à l'inflammation, et que finalement on s'était abstenu de recourir à des moyens plus extrêmes, eu égard à l'état général de l'auguste malade et par crainte de l'exposer à une mort certaine et peut-être subite. Puis ils disent autre part plus explicitement encore que le patient avait succombé à une inflammation des poumons, du cœur et des grands vaisseaux ; et que cette inflammation avait déjà acquis un tel caractère de gravité que, d'après tous les faits d'expérience, on ne pouvait guère s'attendre à une guérison.

On comprend facilement que dans cette circonstance ces médecins n'aient pas obtenu d'heureux résultats, puisque leur expérience ne s'était nourrie que du principe fondamental de la doctrine Broussais : *saigner et resaigner*. Une pareille méthode suffit pour faire périr des personnes débiles attaquées ou non d'une affection inflammatoire, et on peut ajouter aussi malades ou bien portantes, Or, comment peut-on s'attendre qu'un vieillard de soixante-huit ans, maigre et courbé par l'âge, et qui souffre en même temps d'une inflammation pulmonaire, d'une inflammation du cœur et des grands vaisseaux, puisse avoir assez de force pour résister aux atteintes de la maladie, lorsqu'on a épuisé l'organisme par quatre saignées successives? Cet exemple démontre jusqu'à l'évidence que la saignée est aussi peu efficace comme préservatif que comme moyen curatif dans les inflammations ; car lorsque quelqu'un des médecins uniquement attachés à la personne d'un client d'une situation si élevée ; un médecin qui est chargé de surveiller la moindre perturbation qui se passe dans cet organisme ; eh bien ! on est en droit d'espérer que lorsqu'il déclare que les saignées sont le seul remède possible contre l'inflammation, l'inflammation ne doit plus ni se concentrer ni s'étendre après l'application large de ce prétendu remède. Mais, comme dans l'exemple concluant que nous citons les progrès en intensité de l'affection inflammatoire se développaient à mesure des saignées, puisque le malade était déjà condamné à mourir pendant les effets de la seconde, on peut en conclure que bien loin d'obvier à l'inflammation, les émissions sanguines ne font au contraire qu'en provoquer le développement.

La circonstance que le patient conserva sa présence d'esprit jusqu'au dernier moment, démontre qu'aucun organe essentiel à la vie ne fut profondément lésé par la maladie ; car un tel désordre est toujours accompagné d'une fièvre qui trouble les facultés intellectuelles. Or l'intelligence n'ayant pas été troublée, il en résulte que dans le cas dont il s'agit, c'est la méthode énervante du système allopathique qui seule a éteint chez le malade le flambeau de la vie, en détruisant graduellement le peu d'énergie que conservait sa force vitale (1).

Comme l'empereur François d'Autriche, l'empereur de Russie Alexandre succomba à Tangarog à la fleur de l'âge, à la suite du même traitement.

Fasse le ciel que le roi de Prusse ait une meilleure étoile, et qu'un traitement plus rationel comme l'homéopathie soit adopté par ses médecins, si une maladie grave venait jeter le deuil dans ses états et dans son palais ! La reine, son illustre épouse, si célèbre par sa bonté sans égale et son extrême beauté, succomba aussi à la suite d'une saignée qui lui fut pratiquée pour faire disparaître une douleur de poitrine qu'avaient fait naître les fatigues d'un voyage d'agrément.

Mais un exemple aussi concluant que la fin malheureuse de toutes ces têtes couronnées, c'est la mort subite du jeune prince de Portugal. Toutefois elle nous frapperait bien davantage encore, si nous n'avions pas appris par les feuilles publiques, qu'on avait eu recours dans sa maladie, qui n'était qu'une inflammation catarrhale, à de fréquentes saignées, aux sangsues et en outre à un grand nombre de vésicatoires, enfin à tout l'arsenal des moyens thérapeutiques de la médecine Broussais. Si les saignées cependant étaient des remèdes rationels, des remèdes naturellement efficaces contre les inflammations, ces affections, quel que

(1) On ne peut douter de l'authenticité des bulletins et des rapports qui ont été publiés officiellement dans tous les journaux, attendu que ce sont les médecins de l'illustre malade qui les ont publiés, et que personne n'a mis en doute ni combattu les opinions qu'ils contiennent.

fût le degré de leur puissance, auraient dû disparaître par l'application si diversifiée de ces moyens dont on ne manqua pas d'user largement sur l'illustre malade. Mais on ordonna également beaucoup de vésicatoires, c'est-à-dire des topiques médicamenteux susceptibles de provoquer des irritations de peau. Or il se trouve que l'effet des vésicatoires est diamétralement opposé aux résultats de la saignée. L'inflammation des organes internes provoque en effet un état fiévreux : cet état augmente en intensité, si on provoque encore une inflammation de peau par des vésicatoires, et c'est l'augmentation de la fièvre qui constitue précisément le danger du malade ; mais quelle que soit l'étendue de l'inflammation, si la fièvre qui l'accompagne est faible, cette dernière circonstance doit diminuer son danger. L'ignorant lui-même sait que la fièvre est la conséquence infaillible d'une perte de sang considérable. Maintenant si on a tiré du sang pendant trois jours au malade, la soustraction de ce principe de vie qui seul pouvait donner la possibilité de vaincre les attaques du mal, doit affaiblir et faire éteindre les forces vitales, avec la même rapidité que si au lieu d'un médicament bienfaisant le médecin se fût servi d'une substance délétère. Nous n'allons pas au-delà de la réalité, de la vérité stricte, en nous exprimant ainsi ; car on peut même se demander s'il existe une substance vénéneuse qui ait la puissance de détruire aussi promptement l'organisme que la suppression violente du fluide circulatoire par les saignées ou tout autre moyen analogue. Non ; il n'y a selon nous que le gaz azote et l'acide hydrocyanique qui puissent rivaliser avec l'opération désastreuse qui est toute la thérapeutique des allopathes. Cependant en dépit de mille expériences qui ont prouvé jusqu'à l'évidence que les inflammations traitées par des saignées n'ont eu d'autres résultats que d'amener une mort prompte ou des maladies chroniques, cette méthode meurtrière ne continue pas moins à être tolérée et protégée ; elle demeure l'alpha et l'oméga de nos adversaires ; et pourtant on peut voir les homéopathes guérir journellement les plus dangereuses inflammations sans avoir recours à ces moyens.

Puissent ces médecins qui ne peuvent visiter un malade et concevoir sa guérison sans avoir recours à l'éternelle lancette, se laisser fléchir par les exemples frappants de toutes ces victimes que l'abus d'un moyen en quelque sorte criminel a entraînées au tombeau! Puisse leur conscience se réveiller, et puissent-ils réfléchir que ce fluide est la source de la vie, quoique de quelque côté que nous jetions les yeux, nous entendions la voix des allopathes proclamer bien haut l'efficacité des effusions sanguines.

Un des premiers médecins de Paris ayant à traiter une éclampsie, saigna huit fois, posa jusqu'à huit cents sangsues au dos, et administra des doses copieuses d'opium; la mort fut la suite d'un semblable traitement. On consomme annuellement au Val-de-Grâce 120,000 sangsues. 1738 hommes moururent à Paris dans l'espace d'un an d'inflammation pulmonaire par suite de ce système épouvantable. Si ces pauvres victimes n'avaient subi aucun traitement, la moitié de leur nombre n'eût pas péri. Qu'on songe donc à ces terribles conséquences, et qu'on médite un instant sur cette responsabilité médicale qui ne doit pas être un vain mot. Que les médecins marchent avec assurance dans la carrière qu'ils ont à parcourir ; il le faut bien pour eux et pour le malade: mais avant tout, qu'ils ne marchent pas en aveugles ou en enthousiastes d'une erreur; qu'ils apprennent à guérir les inflammations dont le traitement judicieux est dans la première initiation de l'art médical. Et quand ceux-là qui sont nos adversaires sauront guérir ces affections, il leur sera permis alors seulement d'essayer de traiter et d'avoir la puissance de guérir les maladies les plus difficilement guérissables , les maladies chroniques.

Prêcher aux médecins qui n'ont pour doctrine qu'une doctrine d'erreur, leur prêcher d'apprendre à guérir, c'est le devoir de tout homme qui a pu s'assurer par les résultats de sa pratique et la méditation de sa théorie , dans quelle théorie ou dans quelle doctrine est la vérité. Nous répéterons donc aux hommes de l'art qui persistent dans la voie mauvaise, qu'un homme qui est atteint d'une maladie aiguë et qui prouve sa confiance entière au médecin qui le soigne, en suivant aveuglément ses prescriptions, qu'un homme si servilement obéissant aux arrêts de celui qui doit le guérir, a le droit d'attendre le rétablissement d'une santé qui sert peut-être au soutien d'une famille tout entière. Le médecin dès-lors ne doit rien épargner de ce qu'il sait, ni de ce qu'il peut apprendre, pour produire une guérison qui consiste à écarter les influences nuisibles et les perturbations, et à détruire les causes dynamiques par des remèdes spécifiques appropriés. En suivant cette doctrine, le traitement ne détruit pas l'énergie du malade. Sa convalescence ne dure qu'un instant ; et après la guérison on ne voit pas paraître et durer ces affaiblissements, ces énervations, que les allopathes avec leurs saignées lais-

sent toujours comme souvenir à ceux qui forment
leur clientelle.

Ces résultats déplorables n'arriveraient pas, si
au lieu de chercher à faire un système sans consulter
l'expérience, on étudiait sans relâche les phénomènes morbides et leurs causes au chevet du lit
des malades. Mais écrire et parler sans aucun but
quelquefois, et même sans la conscience intime d'a-
voir trouvé de l'utile et du nouveau ; telle est la
monomanie actuelle. Et sans doute c'est de là que
doit venir cette défiance qui fait qu'on n'adopte
que difficilement les innovations les plus simples
et dès lors les plus vraies. Il y a de la justice et
de la raison à agir ainsi. Mais il n'y a ni raison ni
justice à condamner sans examen les choses nouvelles qui ne sont ni le corollaire ni le développement des croyances anciennes que l'usage a consa-
crées. Cette manie, car c'est encore une manie de
notre époque de rejeter sans se donner la peine
d'apprécier et de connaître, cette manie a quelquefois sa source dans une passion mauvaise :
celle qui ne veut pas de la conquête d'un autre
pour que la sienne ne soit ni rejetée ni méprisée.
Aussi quels sont les hommes et quelles sont les
œuvres qui ont le plus à se défendre, ceux-là contre la calomnie, celles-ci contre les plaisanteries
sanglantes ou les réfutations satiriques ? n'est-ce
pas les hommes les plus savants ? n'est-ce pas les
œuvres les meilleures ? L'histoire et là pour le
prouver. Qu'on prenne un à un tous les grands
hommes, une à une toutes les grandes produc-
tions : eh bien ! les livres étaient jetés au feu par
la main du bourreau, et ces hommes dont le souvenir est immortel étaient obligés de se cacher aux
hommes qui peut-être furent obligés plus tard de se

dire leurs admirateurs. La réhabilitation tardive qui
attend tout homme véritablement savant, arrivera,
nous n'en doutons pas, pour notre *Hahnemann*
dont les œuvres sont une création ; car son génie
vit tout entier dans ses œuvres. Mais n'a-t-il pas
acheté cet avenir d'espérance par une couronne
d'épines, comme les savants que leur siècle rejetait?
Ne souffre-t-il pas encore comme souffrirent autrefois tant de dévouements, celui qui a voulu chasser
le monstre de l'erreur et asseoir une médecine rationelle sur les débris de la médecine allopathique ? Sans doute ; car il y a du Jésus dans cette
douleur de l'homme de bien et de savoir qui voudrait hâter de toutes ses forces la rédemption si
long-temps attendue de la science médicale, et qui
voit encore combien d'obstacles s'opposent à l'avénement de la vérité.

Quelques développements que nous ayons donnés aux vérités dont nous serons toujours les défenseurs, nous n'avons certes pas la prétention de convertir les hommes à parti pris, les hommes qui sont intéressés au maintien de l'ancien système, enfin ces esclaves de l'habitude qu'effraie la moindre innovation. Malgré tous les progrès de la science et les efforts des hommes progressifs, ceux-ci continueront toujours en effet à se traîner dans l'ornière de l'erreur, à suivre aveuglément les théories anciennes; car il leur est très commode d'agir ainsi, beaucoup plus commode que de consumer leurs instants à rechercher le vrai et à l'adopter sous quelque forme qu'il soit, et de quelque source qu'il vienne. Toutefois, nous le répétons, ce n'est pas pour ces hommes que nous avons pris la plume; c'est à nos confrères qui sont de bonne foi, aux hommes sensés de toutes les classes que nous nous adressons; puissions-nous dessiller leurs yeux et renverser l'idole fragile de l'allopathie !

Une fois que le public aura acquis des notions justes sur cette matière, le prestige qui environne les partisans de la méthode déplorable se dissipera, nous osons le dire, de lui-même; et le public, nous l'espérons, y regardera de plus près avant de se confier aux mains des disciples prévenus de l'allopathie, qui sont si prodigues de ce fluide qui soutient l'existence de l'homme, et qui sont si peu scrupuleux sur les moyens de conserver la vie de leurs clients.

Malheureusement rien n'est plus vrai que ces habitudes funestes de nos adversaires; et pourtant ceux qui ont besoin de leur secours se livrent à eux sans crainte et sans méfiance. Les apparences, voilà le guide du malade pour le choix d'un médecin. Le docteur a-t-il une réputation de coterie, une position dans un certain monde, est-il membre de l'Académie, a-t-il un nom que quelques écrits ont fait connaître? voilà l'homme de l'art qu'on appelle. Les titres, les honneurs, la fortune, telles sont les bases adoptées de la science du médecin. On ne cherche pas, en effet, à se faire une idée plus juste de la capacité à laquelle on se livre en aveugle, en s'occupant un peu de ce qui fait essentiellement l'homme de l'art; je veux dire le traitement qu'il emploie et les guérisons qu'il obtient. Non, ce n'est pas de cela qu'on s'occupe, et une réputation médicale usurpée reste long-temps debout dans un temps où les réputations littéraires s'éclipsent dans moins d'une année; car le public est aveugle et bonhomme, et nos adversaires savent exploiter avec bonheur ces dispositions heureuses du public.

Pour mettre à nu ces vérités pour ainsi dire triviales, nous allons enfin laisser là les arguties renfermées dans les livres des allopathes, pour écouter parler et discourir ces adversaires de notre doctrine sur la prétendue science qui est devenue pour eux une mine si féconde en fortune et en réputation. Toutefois nous venons peut-être un peu tard pour rappeler à ceux qui l'ont oublié, ou pour faire connaître à ceux qui l'ignorent, ce qui s'est passé de concluant pour notre système, d'humiliant pour nos adversaires, d'amusant pour tout le monde, dans une des mémorables et facétieuses joûtes académiques de la fin de l'année dernière (1).

Cependant, comme il est des choses d'un intarissable intérêt, des choses qui ont l'avantage de ne jamais ennuyer, mais de provoquer une sensation contraire, comme une bonne comédie, par exemple, ou une parade de bon goût ; nous prions nos lecteurs de vouloir nous prêter un instant d'attention. Nous pouvons d'ailleurs leur prédire d'avance que leur front se déridera plus d'une fois en trouvant, dans les détails où nous allons entrer, non pas la sécheresse d'une discussion scholastique, mais au contraire la philosophie facile et surtout très sérieuse qui fait le fond habituel des scènes d'un vaudeville à la mode.

Or voici l'historique fidèle et précis ou plutôt la mise en scène de cette représentation, je veux dire de cette séance de l'Académie de Médecine. Un de ses membres, M. Capuron, avait été chargé de présenter un rapport dont la lecture avait lieu à la séance du vingt-quatre novembre 1835, et ce fut à cause d'une phrase de ce rapport et pendant cette mémorable séance et dans celles des premier et huit décembre, que M. Capuron souleva contre lui le flot académique. La voici, cette phrase : nos lecteurs pourront en apprécier la portée. M. Capuron déclara : *que, d'après les progrès de l'art de guérir depuis une vingtaine d'années, il est presque impossible ou difficile de concevoir la mort dans les maladies aiguës, si ce n'est comme une exception ou comme un phénomène rare, à moins qu'on ne les attaque trop tard, avec des moyens fort inférieurs à leur violence.*

L'Académie n'accueillit pas très bien cette opi-

(1) Voir le MÉDECIN du 21 décembre.

nion toute nouvelle, puisqu'elle se souleva tout entière pour témoigner contre les erreurs qu'elle contenait. *Quant à présent*, nous sommes absolument
de l'avis de l'Académie sur la valeur scientifique de
cette croyance originale, car il nous semble avoir
entendu des phrases du même genre et de la même portée d'esprit sortir de la bouche des illustres
médecins qui exploitent la science aux carrefours
et sur les places publiques. Cependant, comme
l'Académie n'est pas un auditoire semblable à celui qui écoute avec admiration la phraséologie
métaphorique de ceux dont le métier est de faire
de l'art en plein air ; un confrère de l'orateur s'é-
lève tout d'abord contre l'invraisemblance de la
curieuse assertion que nous venons de citer.

Il est des maladies aiguës, dit-il, *que tous les
efforts de la médecine ne sauraient ralentir. — Il
est malheureusement vrai*, ajoute aussitôt un second,
*qu'on n'obtient guère plus de succès aujourd'hui
qu'autrefois. Si nous prenons pour exemple la pneumonie, nous ne voyons pas que le chiffre de la mortalité diffère beaucoup par une méthode ou par l'autre,
et bien moins encore s'il s'agit d'une de ces maladies
légères que la nature seule pourrait guérir. Enfin,
dans les affections aiguës très graves, souvent la
mort survient, quoique le traitement ait commencé
dès le début et ait été poussé avec une grande énergie.*

Ces opinions sont, il est vrai, une désapprobation, une réfutation même ; mais à quoi sert de
les manifester, puisqu'elles manquent de cette
énergie nécessaire pour stigmatiser une erreur qui
ne peut avoir que de funestes résultats ? En enten-
dant proclamer hautement un semblable paradoxe,
il était du devoir de tout académicien ou d'écrire

contre nous pour mettre en évidence chacun des
arguments qui font la base de la doctrine homéopathique, si M. Capuron avait proclamé une vérité
utile ou incontestable ; ou bien si cette opinion
n'est qu'une erreur grossière et malfaisante, il fallait la stigmatiser avec toute la force d'une conviction sincère et d'une conscience honorable. Mais
ces messieurs ne veulent jamais lutter entre eux
qu'à armes courtoises : on dirait presque qu'ils
sentent le besoin de s'épargner mutuellement.
M. Capuron profite de ces habitudes de l'honorable aréopage pour continuer en ces termes la défense de son opinion. -

Je n'ai pas dit qu'on ne mourrait plus. — Ici
l'orateur fait une pause pour faire sentir à l'auditoire médical ce qu'a de remarquable et profondément vrai cette phrase courte et lumineuse : —*Je
n'ai pas dit qu'on ne mourrait plus ; j'ai dit seulement, et je le répète, que la mort doit être une exception* (oh ! oh !). *Par exemple, l'été dernier, à la
Clinique de M. Bouillaud, sur cinquante cas de maladies aiguës qui se présentaient chaque semaine, je
n'en ai pas vu succomber une seule* (oh ! oh !) *; et
depuis la nouvelle méthode je ne vois plus dans les
hôpitaux ni fièvres putrides* (oh !), *ni dents fuligineuses, ni délire.* (Exclamations générales.)

Murmures, exclamations, c'est très bien ; de l'i-
ronie, c'est mieux encore : il nous semble toutefois que rien ne devrait être plus sérieux qu'une
Académie ; et qu'une Académie ne devrait jamais
être plus recueillie, plus silencieuse, plus sévère,
en un mot, que lorsqu'il s'agit d'une question qui
est d'une si grande importance pour la vie de
l'homme. Et, d'ailleurs, conçoit-on une conduite
si éloquemment désapprobatrice à l'égard d'un

homme qui a été accueilli comme membre de cette
assemblée ? Si les confrères de M. Capuron ne l'a-
vaient pas jugé digne de siéger auprès d'eux, ils
devaient le rejeter par un vote significatif ; si au
contraire ces messieurs avaient une opinion toute
différente de la capacité de leur collègue, pourquoi
accueillir de cette manière les opinions qu'il ose
avancer ? Et cependant les membres de l'Académie n'ignorent pas qu'il existe entre eux une telle
solidarité, que la dignité du corps dont ils font
partie, dépend toujours de celle qui s'attache à la
personne de chacun de ceux qui ont été jugés
dignes d'y entrer. Mais pour en revenir à ce qui
nous occupe, hâtons-nous de dire que nous sommes ici pour la première et pour la dernière fois
sans doute de l'avis de M. Capuron. Oui, c'est bien
vrai : on ne trouve plus depuis long-temps aux hôpitaux ni fièvres putrides, ni dents fuligineuses, ni
délire, etc. Mais en voici la cause : les malheureux
qui subissent toutes les rigueurs du traitement allopathique, succombent rapidement avant d'avoir
épuisé la longue série de ses funestes conséquences. Ainsi, nous le répétons, tout en partant d'un
point de vue erroné, M. Capuron a dit une chose
vraie, une chose dont les causes bien connues,
bien approfondies, bien appréciées, devraient faire
renoncer aux dangereuses habitudes des sectateurs
de l'allopathie. Mais il paraît qu'il n'est pas permis
à tous d'apercevoir les rapports qui unissent les
effets aux causes ; car voici un praticien d'une réputation bien haute et presque incontestable qui
entre en lice pour servir de parrain aux opinions
si étranges de M. Capuron.

Lorsqu'on prétend avoir obtenu, dit M. Bouillaud, *des résultats tout différents de ceux qui ont été*

signalés jusqu'à ce jour, la première impression qui frappe notre esprit est le doute. Cette disposition à ne pas croire sur parole, peut être même favorable aux progrès des sciences, lorsque l'incrédulité ne résiste pas à l'épreuve des faits.

Cette observation jetée dans la discussion, ne pouvait lui donner qu'un aliment de plus : aussi bien loin de s'éteindre, elle s'avive davantage. Mais avant de passer à la réponse de M. Louis, nous ne pouvons nous empêcher de faire observer à notre tour à M. Bouillaud, que le doute ne doit pas seulement s'exercer sur le passé, puisque la méthode actuelle ne porte en elle-même aucune conviction ; pourquoi donc cet académicien ne réclame-t-il pas cette épreuve pour sa doctrine ? c'est que sans doute l'erreur a pris pour lui la place du fait. Écoutons parler toutefois M. Louis, qui va nous dire si l'allopathie est ou n'est pas une théorie.

M. Louis se lève et déclare *que toutes les métho-des réussissent également bien, dans la pneumonie par exemple. J'avoue*, dit-il, *que depuis vingt ans j'ai dans les hôpitaux étudié tour à tour la plupart des méthodes curatives, ce qui m'a mis dans le cas de remarquer que la plupart des méthodes offraient des résultats déplorables, et je leur dois la perte de per-sonnes qui m'étaient bien chères. Ce n'est point par esprit de parti, messieurs, que j'ai cessé d'en faire usage ; car les systèmes ont peu de valeur, quand ils ne sont pas l'expression des faits : mais j'ai changé parce que je voyais succomber un grand nombre de ma-lades. Aussi j'affirme que les résultats sont complète-ment différents, lorsqu'un praticien emploie telle ou telle méthode, ou même tel ou tel procédé de méthode.*

Nous ne saurions trop admirer ici la bonne foi

de M. Louis ; mais la bonne foi suffit-elle quand il s'agit de choses d'une si haute importance ? non, ce n'est pas de ménagement qu'on doit user quand la vie de l'homme est en question ; et convaincu comme il l'est par les résultats de son expérience, M. Louis aurait dû anathématiser les partisans des émissions sanguines, leur dire en face qu'ils font le mal en croyant faire le bien, qu'au lieu d'être les amis du malade, ils se font ses ennemis, et que le moyen qu'ils emploient à tout propos, tue celui qui s'est confié à leurs soins, au lieu de le soulager ou de le guérir. Si M. Louis avait parlé ainsi, M. Bouillaud n'aurait pas prononcé sans doute les phrases qu'on va lire.

Moi, dit ce professeur, *je ne fais pas des émissions sanguines plus abondantes que beaucoup de mes collègues ; mais je les fais* coup sur coup, *sans laisser à la maladie le temps de se reprendre.*

« Coup sur coup, » entendez-vous, oh ! système admirable ! Coup sur coup !! Voilà donc la seule différence qui sépare M. Bouillaud de ses confrères en doctrine. Ainsi M. Bouillaud croit se laver d'un méfait en agissant sans ménagement avec son malade. C'est bien, et nous comprenons maintenant toute la valeur de la différence qui le sépare du commun des adeptes ; ceux-ci permettent l'agonie au patient, tandis que M. Bouillaud a trouvé le moyen de lui épargner cette cruelle épreuve ; or voici les résultats de cette admirable conduite.

Mais au lieu de perdre un malade sur trois, continue M. Bouillaud, PEUT-ÊTRE *n'en ai-je pas perdu un sur huit.*

Ce *peut-être* prouve au moins une chose : c'est que M. *Bouillaud* n'est pas bien assuré de la réalité de son calcul comparatif. Toutefois il se ravise, et pour ne pas laisser l'assemblée sous la pénible impression d'un doute, il dit bien haut et avec le ton d'une conviction inébranlable, ces phrases que nous allons mettre sous les yeux du lecteur.

J'ai fait plus, ajoute-t-il ; *parmi les divers malades de ma Clinique, j'en ai choisi plusieurs qui se rapprochaient le plus possible par les symptômes, de tels ou tels traités dans d'autres Cliniques, et dont les observations avaient été fidèlement publiées. Dans ce cas ma méthode a complètement réussi, tandis que les autres n'ont eu que des insuccès ; car je pense, messieurs, qu'une statistique éclairée tenant compte de toutes les circonstances, doit être en dernier ressort le juge suprême de toutes les questions médicales.*

Ainsi, voilà la base de cette méthode meurtrière, les calculs statistiques, calculs si souvent erronés, puisqu'ils ne peuvent jamais admettre même les données les plus essentielles du problème à résoudre. Aussi l'auditoire ne partage pas la conviction du préopinant, et paraît assez incrédule sur cet article de foi, pour ne pas paraître se rendre aux doctes raisons de M. Bouillaud. Mais on se tait ; M. Emery seul a le courage de prendre la parole, pour opposer à ces opinions la contre-épreuve d'une opinion toute contraire, puisée qu'elle est dans l'expérience d'une longue pratique.

Cette discussion est faite pour frapper d'étonnement, dit avec courage l'académicien que nous avons nommé ; *les saignées coup sur coup sont une mode nouvelle ; mais Bosquillon prescrivait dans les maladies aiguës trois saignées le premier jour, autant le second, autant le troisième. Son axiôme était :* utatur mane et sero atque hora meridiana. *Loin d'avoir les brillants résultats qu'on paraît obtenir aujourd'hui, Bosquillon, dont j'étais l'élève interne, perdait un peu plus de malades que les autres, et lui-même, dans la maladie à laquelle il a succombé, avait été saigné quatorze fois.*

C'est un bonheur pour l'humanité souffrante que la vérité se fasse jour au milieu de telles discussions qui portent le cachet évident de l'erreur ou de la démence. C'est un bonheur pour la société que la vérité frappe le public de cette terreur salutaire qui peut lui donner la volonté de ne pas se livrer aux mains des médecins allopathes dont la fatale fonction est d'enlacer, comme de mauvais génies, leurs victimes pour frapper sur elles, coup sur coup, jusqu'à leur entier anéantissement. La prescription insensée de M. Bosquillon ne semble-t-elle pas plutôt un arrêt de condamnation, qu'un remède pour une maladie? En effet, saigner le matin, le jour, le soir, avec la même exactitude qu'on prendrait ses repas, et pendant plusieurs journées au lieu d'une, voilà cette prescription salutaire qui nous semble pouvoir être comparée à la peine du fouet qu'on exécutait plusieurs fois par jour sur les épaules d'un criminel, sans s'embarrasser nullement si cette peine pouvait le laisser vivre ou le faire mourir. Pour ordonner de pareilles horreurs, il faut être tyran ou fou! et il n'y a qu'un être dépourvu de sens enfin, qui puisse les exécuter avec la scrupuleuse fidélité que nous voyons y mettre sans cesse. Toutefois la saine raison qui ne veut que ce qui est bien, et conséquemment ne saurait vouloir ce qui est mal, observe et discute toutes ces choses déraisonnables. Elle se demande si une première saignée doit nécessairement en entraîner une seconde, ou si la première laisse au

malade assez de force pour en supporter d'autres.
Une réponse logique à cette question de l'esprit
ne se laisse pas attendre long-temps. Le bon sens
public juge en effet comme nous, en ne croyant
plus à la nécessité et même à l'utilité des émissions sanguines. Il arrivera même bientôt jusqu'à
proclamer que de pareilles prescriptions ne peuvent émaner d'une volonté et d'un caractère hu-
mains, mais d'un caractère et d'une volonté qui
n'ont rien de ce qui constitue les précieuses qualités de l'homme. Il faut bien en effet qu'on sente
quelle est la valeur d'un système qui ne permet
pour ainsi dire aucune comparaison. Toutefois, en
remontant dans le domaine des faits d'un ordre
supérieur, il nous sera facile de rendre notre
pensée. Par le système allopathique l'homme n'est
plus traité en homme avec la maladie ; il abdique
ses droits, et on ne s'occupe plus de ses grandes
et nobles facultés. L'homme n'est plus alors qu'un
animal, un cheval près d'entrer en lice ; or le cheval n'a plus sa liberté dans un tel moment, il est
esclave ; et il faut, quelque faible ou quelque fort
qu'il soit, qu'il parcoure une ligne, qu'il s'élance
vers un but. Il aurait beau se refuser, cependant,
à ce qu'on exige de lui ; le postillon est là qui le
presse et l'animal doit obéir. Il peut mourir, il est
vrai, avant d'avoir fourni sa carrière ; mais à quoi
bon faire attention à un si faible inconvénient?
L'essentiel est de jouer du fouet et de l'éperon, et de
toucher au but ; peu importe le reste, si par ces
moyens un peu trop énergiques on obtient ce qu'on
voulait obtenir. Eh bien! que l'homme soit près de
succomber après la saignée, qu'il ne soit pas assez fort
pour supporter celles qu'on lui a prescrites ; on le
tourmente comme on tourmenterait un cheval, et

on continue encore de le tourmenter ainsi en pratiquant sur lui un système qui a causé plus de malheurs, quoiqu'autorisé par les lois, que tous les autres systèmes ensemble ; on continue, enfin, pour sauver l'honneur du passé et pour ne pas pleurer l'erreur coupable qui ne fait pas seulement commettre des fautes, mais des meurtres quotidiens. Mais il est une loi du talion, et cette loi a pesé sur le fauteur de cette doctrine téméraire. M. Bosquillon, malgré sa forte nature, succomba par l'influence funeste du traitement qu'il avait si souvent employé sur d'autres que sur lui. Il subit successivement quatorze saignées, et ce traitement si énergique que tant de médecins encore appellent rationel, lui fit éprouver le même sort qu'à ses nombreuses victimes. Schiller disait une grande vérité en écrivant cette phrase :

Quelle est la plus terrible des terreurs ?
C'est l'homme dans son erreur.

M. CAPURON. — *J'ai été deux ans élève sous Bosquillon, et j'atteste qu'il ne saignait pas tant qu'on vient de le dire. Il ne prescrivait ses saignées qu'à bâton rompu. Illico meridie et sero : c'était la prescription pour le premier jour ; le lendemain, le malade était mort. (Rire général.) Ou bien, s'il vivait, M. Bosquillon se gardait bien de répéter la saignée. Chez M. Bouillaud, au contraire, dès qu'un malade entre, on le saigne ; le lendemain, nouvelle saignée, puis des scarifications ou des sangsues et une autre saignée le soir. M. Bouillaud tire autant de sang en deux jours que Bosquillon dans une semaine. Jamais on n'a multiplié la saignée avec une telle vigueur, et jamais aussi l'on n'a vu moins d'a-*

dynamie, *d'ataxie, de délire, exigeant la camisole de force, que depuis l'application de cette nouvelle méthode.*

Comment répondre à cela ? la langue est trop pauvre pour exprimer tout ce que nous éprouvons au fond du cœur. Il est bien difficile, en effet, de résister à l'horreur qui s'en empare après avoir entendu de telles choses. Quoi ! dès la première saignée on prévoit déjà la mort, on la juge imminente, on en a l'inébranlable conviction, et cependant on torture sans relâche le malheureux qui va mourir. Toutefois, parmi les leçons qu'enseigne l'expérience, il en est qui prescrivent la nécessité de la réflexion ; mais, au lieu de réfléchir, on suit aveuglément les enseignements de son système. Au lieu de penser mûrement aux suites malheureuses d'un traitement mal-dirigé, on joue en quelque sorte avec les jours d'un homme, et on porte le même intérêt à la perte d'un malade qu'à celle d'une partie au jeu ! On s'amuse, on rit donc sur des tombes fraîchement ouvertes ou fermées depuis un moment. Mais qui rit, qui s'amuse ainsi ? et dans quel lieu entend-t-on se manifester ces signes d'une joie plus qu'inconvenante ? C'est dans une séance publique d'Académie, ce sont les membres d'une assemblée médicale qui sont investis de cette mission si belle, celle de veiller à la conservation de l'existence physique de l'homme ! Malgré cela cependant, le public admire ces graves personnages ; il applaudit à leur célébrité, il recherche leur société comme leurs écrits, il réclame à genoux leurs conseils, il se livre enfin à l'habileté destructrice de leurs mains coupables, en prenant quelquefois l'insensibilité médicale de l'homme de l'art pour une preuve de son talent. Le public se trompe cependant. Mais l'habitude est là qui donne aux malades la même indifférence pour le traitement dont ils deviennent les victimes, la même indifférence, dis-je, que celle qui pèse sur le cœur des médecins. Toutefois, pour que le public et les hommes de l'art aient acquis cette remarquable insouciance, combien de fois la saignée n'a-t-elle pas dû être pratiquée ? et dès lors ne faut-il pas jeter la pierre contre un tel système, et crier bien haut, assez haut pour que tout le monde l'entende, que les saignées sont nuisibles et qu'elles le sont dans toutes les circonstances et dans tous les cas.

D'ailleurs qu'est la profession de médecin telle qu'on l'exerce aujourd'hui et telle que l'entend M. Bouillaud ? Au dire de M. Capuron, ce n'est plus une noble profession, une profession pleine de dévouement : c'est un métier, et un métier dont nous ne voulons pas dire la dénomination technique. M. Capuron dit en effet en séance publique, et il parle d'après sa conviction, que l'on n'a jamais vu moins d'adynamie ; d'ataxie, de délire exigeant la camisole de force, que depuis l'application de la nouvelle doctrine. C'est évident, le malheureux malade est immédiatement frappé de mort et d'une manière si prompte, qu'il n'a pas assez de temps pour vivre dans cet état transitoire, qui est la démence et l'agonie. Mais avec un traitement moins spontanément meurtrier, ce malheureux résultat n'a pas moins lieu ; car la mort, si elle ne désorganise pas physiquement le malade, le désorganise moralement en le condamnant à végéter dans une maison de fous, et les bras liés par une camisole de force. A l'aspect de telles choses, au spectacle de tels malheurs, que doit-on désirer si ce n'est l'entier anéantissement de ces doctrines dont l'application funeste produit de si grands maux? Mais l'habitude est un sommeil bien difficile à secouer. Toutefois, comme la croyance à l'efficacité des émissions sanguines est une sorte de suicide, la raison se réveillera et se rendra compte de la valeur de tous les errements du passé. Ce que nous disons maintenant, peut être pris pour une exagération aveugle; mais nous ne sommes exagérés que pour ceux qui vivent encore au milieu de l'erreur; nous sommes exagérés pour ceux-là, qui cependant, malgré leur illusion, reculent de terreur devant la vérité dévoilée, parce qu'ils la voient dévoilée pour la première fois, et qu'ils l'avaient prise d'abord pour le mensonge, habitués qu'ils étaient à prendre le mensonge pour la vérité. Aussi dirons-nous au public qui nous lira : Fiez-vous plus à votre bon sens qu'aux erreurs brillantes de l'allopathie, fiez-vous plutôt aux phrases simples et lumineuses des vrais hommes de l'art, qu'à l'érudition pédantesque et aux mots sonores et vides de sens que recueille, sans les comprendre, le vulgaire, et que ne comprennent même pas ceux qui en usent pour se bâtir une réputation. Et d'ailleurs, ce que nous avons déclaré, vous pouvez y croire, car nous avons des appuis dans les rangs même de nos adversaires. M. Capuron lui-même est de notre opinion; car il dit absolument la même chose que ce que nous établissons ici. Mais la bonne voie n'est pas toujours ouverte au savant académicien. On se rappelle en effet de la phrase étonnante qui a joué le rôle de torche incendiaire au milieu de l'illustre assemblée. — *Il est presque impossible ou difficile de concevoir la mort dans les maladies aiguës.* —M. Capuron a cette conviction sans doute, mais il arrive souvent qu'à force de crier bien haut une opinion quelconque, on finit par la croire bonne, comme à force de raconter une histoire faite à plaisir, on finit par la croire vraie. Cependant ni l'histoire n'est vraie, ni l'opinion soutenable.

M. CASTEL. — *Il y a eu des traités pour toutes les méthodes ; voyez donc les chiffres de la mortalité: que chacun ramasse ses morts. En 1820, j'ai publié une sorte de statistique des résultats de ma pratique dans un vaste hôpital. Pour toutes les maladies aiguës, j'allais rarement au-delà de la première saignée, et j'avais affaire à des hommes en apparence fort sanguins. Cependant j'ai obtenu des résultats bien supérieurs à ceux qu'on vante. Vouloir par des saignées réitérées coup sur coup enchaîner toutes les maladies, c'est pousser bien loin l'ignorance des premières notions de la pratique médicale ; car parmi ces maladies, il en est qui ne peuvent se juger qu'au moment de la réaction ; et en saignant à outrance, vous empêchez la réaction.*

Qu'on réfléchisse maintenant sur ce qu'il faut penser d'une méthode curative qui est tant louée par l'un et tant blâmée par l'autre. Quel fondement donner à la doctrine allopathique ? A nos yeux elle n'est basée sur aucune vérité, et ne doit le faux semblant d'importance qu'elle a su acquérir, qu'à l'égoïsme étroit et à l'esprit polémique de ceux qui en font l'application sur l'espèce humaine. Mais M. Castel, dont on ne peut trop louer la franchise, n'appartient pas au camp des admirateurs de cette science à la mode; car il déclare que se servir d'une méthode semblable, c'est faire preuve de l'ignorance des premières notions médicales. On ne

peut que s'étonner d'une semblable déclaration ;
et cependant M. Castel est un homme de bon
sens, un homme dont la haute expérience est connue. Il nous est impossible dès lors de ne pas nous
faire cette question : pourquoi la majorité des collègues de M. Castel n'applaudit-elle pas à son opinion, ou pourquoi M. Castel est-il de l'Académie,
s'il est si diamétralement opposé aux opinions, aux
doctrines de cette assemblée ? Nous pourrions
nous demander les mêmes choses pour M. Capuron, et nous étonner qu'une telle assemblée n'ait
ni assez de dignité pour entourer de considération
ses théories, ni assez d'homogénéité pour professer,
enseigner des principes qui devraient avoir l'adhé-
sion de tous ou du moins du plus grand nombre.
Sans cela, qu'on nous dise quelle peut être la valeur scientifique d'une Académie ? Les hommes
dont les opinions sur les premiers principes de
leur art sont si divergentes, peuvent-ils diriger,
compléter la construction de l'édifice médical ? et
quand le savoir et l'*ignorance* (c'est l'expression
de M. Castel) siègent à côté l'un de l'autre, ne
doit-on pas hésiter à donner à cet aréopage le
pouvoir exclusif de porter son jugement sur une
grande question, enfin de vider le différent qui
existe entre l'allopathie et la doctrine homéopathique ? Mais tout ce qu'a dit M. Castel n'arrête pas la
fougue de M. Capuron. *Ainsi, au lieu d'avoir été en
avant, nous aurions rétrogradé*, répond-t-il à son collègue. M. Castel ne recule pas devant cette proposition, et il s'écrie : *Il n'y a pas de doute*. M. Capuron
continue sans s'émouvoir et avec toute l'enthousiasme d'une conviction pour toujours établie. *Mais quels
sont donc les professeurs qui ne perdaient qu'un malade sur huit dans les fièvres graves ? Ni Pinel, ni*

Corvisart, ni personne à cette époque n'a eu la prétention d'obtenir un pareil résultat. Pinel professait que, dans les fièvres ataxiques et adynamiques, il n'y avait rien à espérer ; que, si le malade guérissait, il ne le devait qu'à la nature ; et pour aider celle-ci, il prescrivait le quinquina, le vin de Bordeaux et autres excitants.

Il est sans doute certain qu'avec la méthode passée en habitude de saigner les malades, l'espérance de la guérison se réduit à bien peu de chose. Pinel, qui fut si grand par son expérience, avait eu le malheur de l'apprendre ; et voilà pourquoi il eut la bonne foi d'enseigner que c'était à la nature qu'il fallait attribuer le rétablissement du malade, et non pas à l'application de la méthode en honneur. Quelle conclusion tirer de cette opinion si pleine de raison ? que les malades font beaucoup mieux de ne pas mettre obstacle à la marche ordinaire de la maladie et de s'abandonner à la force médicatrice de la nature plutôt qu'aux mains de ces médecins qui ne voient la guérison qu'à la condition de l'effusion du sang. De cette manière les malades peuvent mourir, il est vrai ; mais s'ils meurent, ils meurent au moins d'une mort naturelle. Toutefois, voici venir M. Bouillaud qui ne veut pas croire au passé sans doute, parce que M. Pinel, qui appartient à cette époque, n'a pas donné sa sanction à la manière de voir du jeune professeur.

On m'objecte des faits du temps passé, dit en effet M. Bouillaud ; on parle des statistiques d'alors ! Savait-on seulement ce que c'était que la statistique ? On ne recueillait pas même exactement les faits ; on manquait des plus sûrs moyens de diagnostic, et vous venez me parler de semblables statistiques ! Jamais il n'y en a eu, et peut-être aujourd'hui n'y en a-t-il pas encore de concluantes. *La statistique médicale ne fait que de naître, et il faut dix ans pour en faire une qui ait quelque valeur, encore bien rétrécie ; mais jusqu'à notre époque, tous ces faits que vous me citez, doivent être regardés comme non avenus.*

Voilà donc le sort du dernier roseau sur lequel nos adversaires s'appuient. Ils le montraient avec orgueil, et maintenant le voilà brisé. Ce qu'il leur faut est donc une statistique faite par eux-mêmes, une statistique intéressée, parce qu'un esprit bien organisé ne peut trouver dans le passé comme dans le présent une seule raison qui puisse étayer leur système. Mais on a beau se fabriquer des statistiques à son usage ; l'examen le moins attentif en fait reconnaître le vice, la discussion la moins sage en montre la valeur; car la vérité doit briller tôt ou tard, et souvent le voile qui la couvre, est arraché par ceux qui ont plus de raisons pour en redouter la lumière. Il est bon que l'erreur fournisse parfois des armes contre elle, quand la raison n'a pas pris les devants pour en faire connaître l'illusion. Mais passons à la réponse de M. Esquirol.

Si Pinel administrait des toniques, dit cet élève de ce grand homme, *c'est qu'il avait à traiter de vieilles femmes épuisées par l'âge et les privations. Mais lorsqu'il avait affaire à des sujets jeunes et vigoureux, il recourait à la saignée et aux antiphlogistiques ; et si vous-mêmes, messieurs, vous aviez à traiter des malades vieux et débilités, vous emploieriez aujourd'hui des toniques. Mais qu'on me permette, à propos de ces émissions sanguines, recommandées pour toutes choses et hors de toute mesure, de rappeler un fait dont plusieurs d'en-*

tre vous ont sans doute été témoins. Les saignées pour toutes choses et hors de mesure, oui voilà quelle est toute la philosophie du système allopathique. Toujours des effusions sanguines, et dans tous les cas, voilà son évangile. Ne dirait-on pas, nous le demandons, que les sectateurs de cette doctrine sanguinaire sont chargés de mandats terribles ; qu'ils sont les organisateurs d'un fléau semblable à celui de quatre-vingt-treize. Il nous semble en effet que le terme de comparaison ne peut être mieux choisi. Être malade, n'est-ce pas être coupable ? Quiconque est atteint d'une affection de quelque nature qu'elle soit, femme ou enfant, homme ou vieillard, n'importe le tempérament, n'importe l'âge, ne porte-t-il pas la peine de son malheur ? Une maladie vous frappe-t-elle ? il faut donner son sang. Est-on accusé, soupçonné seulement ? on est traité comme les suspects de l'ère révolutionnaire ; le sang doit être versé, il n'y a que l'échafaud qui fait la différence ; encore celui du malade est-t-il toujours dressé au sein des familles, et dans ces nombreuses salles d'hôpital, où l'instrument de mort frappe sans cesse, sans jamais se reposer de sa meurtrière permanence. Mais la permanence de cette cruelle habitude n'étourdit pas assez les esprits pour donner au système la réputation de ne pas être nuisible. Un temps viendra qu'on saura tout sur sa valeur d'application, et que la tache sanglante dont elle agrandit tous les jours la trace ne sera dérobée par aucun nuage aux yeux de la postérité. Que les médecins ne jugent donc plus de l'avenir sur l'aveuglement de notre époque. Il y aura plus de sévérité chez les générations futures qu'il n'y a d'indulgente complaisance dans celle-ci. Elles condamneront ces prétendus hommes de l'art qui condamnaient les remèdes universels du charlatanisme, tout en proclamant comme remède universel l'emploi si malheureusement efficace de la saignée, non pas sagement conduite, mais pratiquée en tous temps, sans mesure, sans but, sans réflexion, et sans se demander si les tempéraments divers ne sont pas souvent un obstacle tout-puissant à l'emploi des émissions sanguines. Mais prenons l'exemple de M. Esquirol qui va prouver que nos phrases ne sont ni des suppositions vaines, ni des déclamations gratuites; voyons l'histoire de cette victime qui a succombé aux conséquences habituelles du traitement allopathique, et lisons la page expérimentale que M. Esquirol soumet aux méditations de l'Académie.

Il y eut une année à la Charité et à la Salpétrière, dit l'honorable académicien, *où il se déclara une épidémie très meurtrière de pleurésies et de pneumonies. On saignait à la Charité; les malades mouraient; on ne saignait pas à la Salpétrière, et beaucoup de malades succombaient encore. Les élèves murmuraient de voir que Pinel n'essayait pas même de la saignée; il le sut, et les avertit qu'il avait expérimenté qu'au début de l'épidémie la saignée était contraire. Arrive un jour une fille jeune, grosse, grasse, rebondie; on dit de toutes parts: voilà le cas, ou jamais, d'employer la saignée; on sollicite Pinel, il résiste; on revient à la charge, et comme il avait un caractère bon et facile, il cède; la saignée est pratiquée le jour même, la malade était morte le lendemain. Pinel profita de cette occasion pour nous donner une belle leçon sur les abus de la saignée; et tout le temps que dura l'épidémie, il ne saigna plus.*

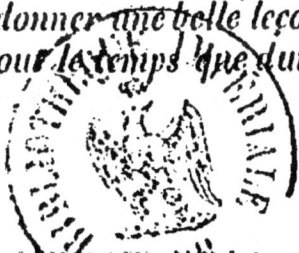

Cette expérience volontaire n'est-elle pas un meurtre, ne doit-elle pas avoir aux yeux de tout homme la valeur d'un forfait, puisque la préméditation y est tout entière, et que les yeux du docteur Pinel n'étaient pas aveuglés sur les résultats inévitables de cette expérience funeste. Et cependant ce professeur dirigeait une maison de santé, était à la tête d'un immense hôpital. Sa position devait donc lui donner cette volonté courageuse qui est nécessaire à l'homme sur qui repose une si grande responsabilité. Mais le docteur Pinel oublia ce devoir sacré ; il écouta les désirs des élèves, au lieu des gémissements des malheureux, et sacrifia par plaisir ou pour l'instruction de ceux qui peut-être siégent maintenant à l'Académie, une personne jeune, sur laquelle sa famille faisait peut-être reposer tout son espoir et toute sa joie. Voilà donc où conduit l'aveuglement de l'habitude, de cette habitude qui déguise même aux yeux les moins prévenus, les traits les plus saillants de la vérité ; de cette habitude qui fait céder à des murmures ou à des prières qui réclament une leçon expérimentale, dont le prix doit être l'existence d'une créature humaine. Sans doute cette leçon si coûteuse de remords dut se graver dans la conscience des élèves et du maître ; mais, je le dis bien haut, beaucoup moins qu'on ne le croirait ; car l'habitude a tellement refroidi le cœur de ces hommes d'expérience, que leur conscience n'est presque jamais alarmée des suites funestes des erreurs de la théorie. M. Esquirol a cité un fait ; en voici un autre. Les fastes de la médecine sont riches de ces exemples désastreux.

Il y a, dit M. Pariset, *dans les mémoires de la société de médecine un très beau travail sur une*

épidémie dont les symptômes simulaient la pneumo-
nie ; on saignait, on saignait, on saignait, et presque
tous les malades succombaient. M. Barillon, effrayé
de cette mortalité, essaya de se passer de la saignée ;
au troisième jour il sentit sur la peau de petites aspé-
rités ; c'était une fièvre miliaire que les saignées em-
pêchaient de se développer et qui fit juger la maladie.

Ceci n'a pas besoin de commentaires. Lisez, incrédules, et soyez convaincus. Lisez, car il s'agit de
la conservation du bien suprême, il s'agit de la vie.
Réfléchissez donc, avant de vous livrer à nos adversaires, et qu'une résolution énergique naisse
dans votre âme, après la conviction que vous aurez
acquise, de l'ignorance des plus habiles allopathes
sur la connaissance des causes et le pronostic des
maladies. Il n'est pas question ici d'une affection
nouvelle sans relation possible avec les affections
connues; enfin d'une affection seule, isolée; non, il
est question d'une épidémie où les malades se
groupent en si grand nombre, qu'il est plus facile
de s'initier plus tôt aux secrets de la guérison. Eh
bien! non, un des maîtres les plus expérimentés
prend la miliaire pour une pneumonie. Son opinion arrêtée sur la nature du mal, il emploie le traitement en honneur: il saigne, il saigne; car il pense
que la pneumonie est inguérissable si l'on ne saigne pas.

Mais la saignée ne conjure pas la mort; tous les
malades ou presque tous périssent. M. Barillon est
effrayé ; il hésite, il s'arrête un instant; et pendant
cette hésitation heureuse, le hasard vint au secours
de ses lumières médicales en défaut. A peine, en effet, les effusions de sang furent-elles suspendues,
que l'exanthème se développa, et fit connaître la
nature de la maladie qui n'eût pas fait tant de vic-

times, si les saignées n'avaient pas été employées.
Qu'il nous soit permis maintenant de remercier un
médecin, membre de l'Académie, de ce qu'il a bien
voulu citer en pleine assemblée les faits les plus
accablants, les accusations les plus graves contre
son système et celui de ses confrères. Le savant
le plus profondément endormi dans la foi de la
science allopathique, ne peut tenir contre une semblable confession; car elle suffit à elle seule pour
faire rejeter ce qui n'est plus un secours, un bien-
fait, mais une calamité. Toutefois, ce qu'il y a de
déplorable dans tout ceci, c'est que ces discussions
instructives ne dépassent pas le cercle infranchis-
sable de l'Académie, qu'elles soient condamnées à
vivre et à mourir dans le sein des adeptes. Voilà
pourquoi sans doute il est si peu de ces hauts messieurs qui aient songé qu'il existe une méthode différente de la leur, la méthode homéopathique, et
que ce serait un devoir sacré, un devoir de conscience d'en faire l'expérimentation la plus attentive,
pour voir s'il n'y a pas là quelques trésors encore
enfouis qui puissent faire le bien de l'humanité.

L'observation *racontée* par M. Pariset, aurait
dû, ce nous semble, mettre fin à la discussion; car,
avec celle non moins intéressante de M. Esquirol,
il n'est plus possible d'oser défendre la science
allopathique. Mais le père de la discussion soule-
vée au milieu de l'Académie, reprend la parole en
ces termes : *Quant à l'épidémie observée par Ba-*
rillon, on a dit : un premier malade saigné, mort,
un second, un troisième, un quatrième saigné, mort.
(Rire prolongé, jamais l'Académie n'a éprouvé un
tel accès de gaieté). *Mais ces faits sont rapportés*
sans détails. Le premier malade mort, on ne l'ouvre
pas; le second n'est pas ouvert non plus; je me

trompe, on le déboutonne (rire général) et on aper-
çoit une éruption miliaire.

Nous demandons s'il est possible de voir de semblables inconvenances. Il s'agit ici de la vie des hommes ; il s'agit d'une vie qui peut être utile de tant de manières et pour tant de choses. Eh bien ! toutes ces existences sont sacrifiées à la réputation d'une méthode insensée ; ceux qui la pratiquent, *poussent l'hilarité jusqu'à son dernier période.* Quand il s'agit d'une question de la plus haute importance, quand il s'agit d'inspirer au public le degré de confiance nécessaire qu'un malade doit avoir pour son médecin, c'est donc un devoir sacré, c'est une affaire de conscience pour un homme probe et courageux de fixer l'attention de tous sur des hommes qui parlent des dangers et des suites funestes de leur profession, avec cette gaîté, ces explosions de rires qu'on n'entend pas même toujours au milieu d'une partie de plaisir. Aussi nous répéterons à tous les intéressés, c'est-à-dire à tout le monde : si la consolation veille aux pieds de vos lits de douleurs, la science n'y veille pas ; votre confiance vous perd ; car vous vous jetez en aveugles aux mains de ceux qui se servent de leur méthode meurtrière pour vous envoyer à la mort. Consultez votre bon sens, et voyez si la conscience est consultée, quand il s'agit de votre vie ; voyez la légèreté avec laquelle on vous traite, relisez l'observation concluante rapportée par M. Pariset : eh bien ! on saigne le malade jusqu'à extinction, sans examens préalables, sans raisons plausibles ; et, après avoir désorganisé ce corps, on en fait l'autopsie, et puis on discute froidement sur le cadavr   discussion ne produit rien d'abord ; mais enfin   ve qu'après s'être long-temps traînés

dans l'ornière, qu'après avoir suivi long-temps
cette route qui ne conduisait jamais qu'au mal, on
finit par découvrir ce qu'on n'avait pas encore vu;
on trouve l'éruption miliaire. Il paraît, toutefois,
qu'on avait craint d'abord de s'être trompé en employant saignées et vésicatoires, puisqu'on hésitait
à ouvrir le premier mort et qu'on se hâtait bien
vite de couvrir de terre l'argument le plus puissant
contre l'erreur allopathique. Mais les fautes ou le
méfait ne pouvaient pas toujours rester dans l'om-
bre; car il faut que tôt ou tard la vérité se produise
au grand jour. « Que dire après cela? que faire ? »
Il faut hâter l'avénement de la vérité, il faut montrer dans toute leur nudité hideuse le danger
de ces turpitudes médicales; il faut faire un appel
à la conscience, la poser en face du remords, lui
montrer le châtiment dans le mépris public. Il faut
encore tout dire, tout faire connaître sans ménagements, à ces populations que l'épidémie la moins
dangereuse peut mettre dans le plus grand péril,
et leur montrer ce que sont réellement les établissements sanitaires, où le secours est nul, où
le danger est tout, et à l'entrée desquels on pourrait écrire ces vers de l'enfer du Dante :

O vous qui entrez ici, laissez au seuil toute espérance (1).

M. Capuron, qui ne désespère pas de son système, continue toujours sans se décourager. — *On
a cru que je m'insurgeais contre Pinel; personne
ne le respecte plus que moi; mais je ne puis avoir
pour lui plus de vénération que pour Hippocrate;*

(1) Lasciate ogni speranza, voi che entrate.
                              DANTE, dell' Inferno.

eh bien ! Hippocrate serait là (on rit), *oui , il serait là , que je lui dirais ma façon de penser.* (Nouvel accès de gaieté.) *Je lui dirais : Père, grand-père, patriarche de la médecine, oracle de Cos , vous avez écrit d'excellentes choses; vous avez laissé des monuments; mais vous avez avancé des choses bien extraordinaires; vous avez dit, par exemple, que dans les maladies aiguës,* le pronostic était toujours incertain. (PLUSIEURS VOIX : C'est ce qu'il a dit de mieux.)

Ainsi on voit que M. Capuron revient toujours à son opinion première, à son idée fixe, à son cauchemar. Cependant, pour pouvoir contredire cette vérité d'Hippocrate , deux choses seulement sont possibles. Ou le pronostic est certain, c'est-à-dire qu'on peut promettre à coup sûr la guérison ; ou bien, en partant de la même hypothèse, on peut prédire aussi la mort. Mais il faudrait, pour avoir la puissance de promettre une guérison certaine, être un Dieu ou un charlatan ; et pour prédire la mort, sans cesser d'employer des moyens pernicieux, il faudrait s'arranger de manière à agir toujours inversement à la force curative de la nature. Dans ce cas-là par exemple, on agirait avec préméditation, on ne serait plus un charlatan ou un Dieu, mais un démon ou un assassin volontaire. Cependant, comme nous ne nous soucions pas trop de ranger aucun des membres de la docte assemblée dans l'une ou l'autre de ces catégories, nous concluons qu'Hippocrate a raison, et que M. Capuron a tort. Croyez-vous toutefois que l'adversaire du vieillard de Cos s'arrête en si beau chemin ? non, il a parlé de Pinel, et il faut bien aussi qu'il arrache une feuille de sa couronne....... *Je dirais à Pinel,* continue donc l'orateur, *vous avez mis en évidence des choses excellentes, mais vous vouliez faire mar-*

cher les maladies comme les sciences exactes et naturelles. Or les quadrupèdes ont toujours quatre pieds, les mammifères ont toujours des mamelles. (Assez ! assez ! l'ordre du jour.)

La réponse de M. Capuron au professeur Pinel ne nous semble signifier que ceci : M. Capuron ne voudrait pas faire marcher les maladies comme les sciences exactes. Dès lors, il est évident que le contraire lui plairait, et qu'il voudrait que les sciences médicales eussent la même marche que les sciences qui ne peuvent porter ce nom. Mais les causes productrices des affections ne sont pas irrégulières, ne sont pas formées fatalement par un hasard inappréciable. Aussi voici de quelle manière nous expliquons la réponse de M. Capuron : les moyens extraordinaires, les moyens irréguliers, voilà les seuls qu'on peut opposer à l'action de la nature ; dès lors ce n'est pas avec un remède administré et préparé convenablement, qu'on peut produire la guérison ; mais en employant à outrance ces moyens violents et sans but, comme la saignée, les vésicatoires, etc. Cette thérapeutique est très rationelle, et bien conforme aux principes d'une science qui n'en est pas une. M. Capuron en est si convaincu, que, malgré qu'il ait la conviction intime que l'épuisement le plus grand est la suite inévitable des saignées répétées, il termine par la conclusion suivante :

Je résume ma proposition (Ah ! ah !) et je soutiens que j'ai dit une vérité pathologique, en soutenant que la mort était une exception. (UNE VOIX : Et le choléra?)

Nous ne répondrons pas au résumé de M. Capuron ; l'honorable académicien sait qu'il se trompe. D'ailleurs l'exclamation d'un de ses confrères a dû réveiller en lui le doute, sinon la certitude de son erreur; mais la discussion n'est pas terminée. M. Emery veut porter son tribut d'expérience et de désapprobation au système absurde des saignées.

Dans une épidémie d'érysipèle, dit-il, *sur plus de deux cents malades j'administrai dans tous les cas l'ipécacuanha jusqu'à deux ou trois fois, et pourtant j'ai guéri; je ne veux pas dire pour cela que j'ai guéri par l'ipécacuanha, mais au moins malgré son emploi.* (On rit.)

Sommes-nous dans un siècle de lumière? Cette question vous vient à la pensée, à l'idée de cet emploi d'une substance si antipathique à l'organisme. L'ipécacuanha! ce poison contre la violence duquel la nature réagit; ce poison que les efforts des viscères tendent à expulser; eh bien! il est employé de la manière la plus irréfléchie, sans indication aucune, sans règle et sans but, sur une population malade, n'importe le tempérament. L'ipécacuanha est employé non pas seulement une fois, mais deux et trois fois, pour obtenir la guérison d'un mal dont les habitants de la campagne se voient guéris par les remèdes les plus simples, dans le temps le plus court, et avec les soins les moins entendus. Il est vrai que l'orateur, plein de bonne foi, explique la continuité de son traitement par les bons résultats obtenus; car il dit : *et pourtant j'ai guéri;* mais en traduisant le plus clairement possible le sens de cette phrase, nous croyons que voici sa signification : pourtant tous mes malades ne sont pas morts. Si notre interprétation était erronée, la faute en serait tout entière à M. Emery; car il eût dû dire et il l'eût fait assurément, s'il avait eu le droit de le faire : et pourtant je les ai tous guéris. Toutefois, quelques résultats que M. Emery ait obtenus de l'emploi de l'ipécacuanha, il ne termine pas son observation sans la compléter. La réflexion finale est heureuse. Je ne veux pas dire pour cela, dit-il, que j'ai guéri par l'ipécacuanha, mais malgré son emploi. Voilà une preuve encore plus complète de la bonne foi de M. Emery. Il expose sa conviction; car sa conviction est celle-ci : que l'ipécacuanha n'a pu aider à la guérison. Nous en sommes si assurés, que nous avons d'avance la certitude que les malades qui en ont pris le plus, ont le plus vite succombé. Si cela est vrai, comme il n'y a pas de doute, l'honorable académicien pouvait dire, pouvait avouer une pensée que nous pouvons réduire à ces termes : l'ipécacuanha est un poison, il agit en sens inverse de la force curative de la nature; et quand un malade ne succombait pas sous son influence, c'est que la réaction plus puissante de son organisme en neutralisait les funestes effets. Ce que nous venons de rapporter, doit faire naître des réflexions bien tristes dans l'esprit du préopinant, comme dans celui de ceux qui écoutent ; et pourtant l'orateur raconte, comme s'il s'agissait d'un fait sans intérêt, et ses confrères écoutent avec l'attention la plus superficielle; et au lieu de méditer cette nouvelle page d'expérience, ils rient à la fin, comme si la phrase terminale de M. Emery ressemblait à la saillie heureuse d'un homme d'esprit de salon. Cette inconvenance flagrante interrompt un instant le préopinant, qui ajoute ce qui suit à ses dernières paroles : *Ce n'est certes pas une erreur qu'a commise Hippocrate en disant que le pronostic était toujours incertain. En effet, ne voit-on pas souvent dans les pneumonies légères de la base du poumon, un de ses organes s'enflammer, et même les deux, malgré les saignées répétées; et dans le typhus, est-ce qu'en saignant vous étranglez toujours la maladie?*

Rien n'est plus vrai que les dernières paroles de M. Émery, rien de plus absolument certain. Ces vérités d'expérience sont un coup de bélier contre le système absurde des émissions sanguines. Mais les vérités les plus concluantes n'ébrèchent pas la conviction de ses partisans ; car ils ne voient rien que leur erreur ; ils ne voient pas autre chose : comment donc concevraient-ils que c'est précisément la saignée qui développe l'inflammation? M. Émery vient de rapporter des faits ; les faits rendent impossible toute réponse, et cependant M. Bouillaud se lève pour répondre, mais, il est vrai, par une réponse qui n'en n'est pas une ; or, voici sa brillante péroraison : *Je prie l'Académie, s'écrie-t-il, de répondre aux faits par des faits, et non par des rires ou des haussements d'épaules. Il ne s'agit pas de médecine vague, de métaphore ; on ne jugule pas une maladie par métaphore. Quand on dit qu'on a perdu peu de malades, on ne dit rien ; on ne prouve que par la statistique et les faits bien observés. J'avoue que j'aurais une grande obligation à celui qui me montrerait une véritable statistique médicale faite depuis trente ans.*

Proclamer que depuis trente ans il n'existe pas de bonne statistique médicale, c'est proclamer une grande vérité ; merci donc à l'Académie et à M. Bouillaud de nous l'avoir dit une fois encore. Il est à désirer maintenant qu'elle porte ses fruits en servant une cause meilleure. Mais pour prouver que sa méthode est plus nouvelle et plus efficace que les autres, l'honorable académicien continue : il dit d'abord *que nulle célébrité médicale ne l'a employée ; quant à M. Bosquillon, s'il perdait en* effet plus de malades, c'est que sa méthode ou les conditions étaient différentes. Il prétend que pendant seize ans qu'il s'est occupé à chercher le meilleur mode de traitement, il a toujours eu un mort sur trois ou quatre, dans les pneumonies, tandis que lui, depuis quatre ans qu'il note et décrit tous les faits remarquables de sa clidique, qu'il dicte les autopsies à l'amphithéâtre, sur cent-deux cas il n'y a eu que douze morts : un sur huit et demi. Les chiffres sont phlegmatiques. (On rit.) Encore, parmi les douze morts, trois ont succombé à leur entrée, ou dans les premières heures et sans traitement; ainsi la mortalité serait donc réduite à un sur vingt-cinq environ. Si l'on me cite la variole, le choléra, la peste, le typhus, ajoute M. Bouillaud, je réponds que je mets de côté les épidémies; mais des résultats pareils à ceux que je viens de signaler, sont obtenus par ma méthode, dans toutes les maladies aiguës, rhumatisme, péricardite, pleurésie, etc., etc.; aucun érysipèle n'a succombé dans mon service. (Hochements de tête qui annoncent le doute et l'incrédulité.)

M. Bouillaud se fourvoye, car il compte comme guéris ceux à qui les saignées ont laissé le typhus, la démence, l'anéantissement des forces, la susceptibilité des organes, les maladies nerveuses, etc.; mais tout confiant en sa statistique, il ne s'arrête pas là, car voici son appel.

Eh bien! messieurs, dit-il avec assurance et conviction, qui peut décider la question? L'expérience. Que l'on forme donc un jury; que l'Académie nomme une commission qui suive les maladies et observe les effets des différents traitements; et si quelqu'un découvre une méthode meilleure que la mienne, et perd moins de malades que moi, si cette découverte mérite une couronne, je n'ambitionne que l'honneur de la poser sur sa tête.

Cet appel, nous y répondons; ce défi, nous l'acceptons, et c'est avec conviction et avec assurance que nous sommes sûrs que cette couronne ne se posera pas sur votre front; car une tête respectable, la tête d'un homme qui a bien mérité de l'humanité, la tête du vénérable *Samuel Hahnemann* la réclame pour récompense. Vous avez engagé la lutte, vous avez porté le défi; n'évitez donc pas le combat que nous acceptons avec enthousiasme. Seulement que les adeptes aveugles de la science allopathique ne soient pas nos juges : c'est au public qu'il faut laisser le soin de la récompense ou de la condamnation. Et s'il faut poser les limites du champ de bataille, s'il faut indiquer les armes dont nous nous servirons, sachez que ce ne sont pas les vôtres; elles sont trop faibles pour combattre; elles rompraient dans notre main, et le public ne pourrait nous absoudre. Ainsi le sang ne souillera pas nos mains; nous n'emploierons ni vomitifs, ni purgatifs, ni vésicatoires, ni sinapismes, ni ventouses, ni cautères, ni moxas, ni fers rouges, ni pierre infernale, ni remèdes excitant la transpiration, ni ceux qui provoquent la salivation, ni lavements médicamenteux; nous promettons de n'employer aucun remède externe pour guérir le mal interne ou externe. Ce que nous avons fait et ce que nous ferons contre l'allopathie, doit garantir le désir que nous avons d'un combat qui du reste ne peut finir qu'à notre avantage. Que craindre en effet avec les faits? rien. L'Académie, qui croit en posséder de concluants, doit faire usage de ses armes. Elle est le sanctuaire de l'allopathie : c'est donc elle qu'il faut attaquer; et ce corps savant doit entrer en lice, s'il veut remplir le but de son fondateur et le devoir de conscience qui doit animer chacun de ses membres: le devoir et le but d'être utile à l'humanité. Du reste, voici encore des observations racontées au sein de l'Académie, qui peuvent nous servir autant que les ressources incontestables de notre doctrine.

M. Pariset pense *que si l'on pousse imprudemment les saignées, on observe des frénésies, des manies. Rien n'est plus commun que de voir arriver à la Salpêtrière des femmes furieuses pour avoir été trop saignées. Si l'inflammation est franche, on fait bien de saigner; mais la saignée comme remède universel est impossible; il faut laisser à la nature sa force. On trouve dans Morton un aperçu très ingénieux sur la grande rapidité d'absorption après les saignées, sur la viciation du sang qui devient âcre et vénéneux.*

Voilà la réponse à M. Bouillaud, réponse à sa statistique tronquée. Il est donc bien vrai que les souffrances de l'hôpital ne sont le plus souvent que la première et la plus petite partie des souffrances du malade.

Enfin la séance est à son terme. Seulement après la lecture du procès-verbal, M. Husson demande la parole pour se plaindre de la manière inconvenante avec laquelle, M. Capuron a parlé de Bosquillon.

M. Capuron répond *qu'il respecte la mémoire de Bosquillon;* mais il persiste à dire *qu'il saignait sans méthode.* (A ces mots un hourra de réprobation se fait entendre dans l'assemblée qui est extraordinairement nombreuse.) Nous entendons ces mots: *puisque vous aimez tant à parler, au moins parlez bien.* Un membre demande le rappel à l'ordre; enfin l'on réclame de toutes parts l'ordre du jour qui est adopté.

Notre tâche est accomplie, et ceux qui nous ont lu ont dû être frappés des vices de l'allopathie et conclure comme nous, qu'il est temps de rayer ce système du nombre de ceux qui affligent l'humanité. Il ne faut donc pas qu'on accuse nos intentions et nos paroles. Nous avons voulu être utiles, nous avons demandé à la satire les mêmes secours que nous a donnés le raisonnement. Toutefois, nous n'avons présenté qu'une esquisse incomplète des ravages de l'allopathie ; mais on nous comprendra, le public comme les médecins : le public, parce qu'il y est intéressé ; et les médecins, parce que nous avons assez élevé notre voix pour exhumer leurs fautes. Ce devoir de l'humanité que nous remplissons, ne sera peut-être pas apprécié comme il doit l'être ; et nos adversaires s'efforceront de circonscrire le cercle de notre pensée et d'en garder les limites avec le glaive, en jetant, par les organes à leur disposition, du sarcasme et de la défaveur sur nos paroles. Nous n'ignorons pas qu'ils nous feront un crime de la défense de ceux qui souffrent, de cette défense publique qui montre à tous le vice et le mal ; mais persuadé que nous sommes que l'art médical est mal compris, que ses conséquences sont funestes, nous devons porter avec courage la lumière où se cachait l'erreur, afin de faire naître une garantie pour l'avenir de la santé publique. Cette garantie, nous l'avons trouvée. A nous donc de dévoiler les erreurs criminelles et la vanité coupable des adeptes de la doctrine allopathique. Le silence n'est jamais un remède au mal ; la pudeur qui fait taire

et laisser faire, favorise l'extension des mauvais
principes, et quand il s'agit de la conservation de
la vie de l'homme, le silence n'est pas seulement
un mal, c'est encore un crime ; car parler pour dévoiler une erreur funeste, c'est plus qu'un besoin,
c'est un devoir ; or, ce devoir, quand il est senti,
engage l'honneur de tout homme libre ; la parole
devient un droit et la conviction une des nécessités
de la parole. Eh bien ! nous sommes convaincus
nous ; car nous avons puisé nos convictions dans
nos études expérimentales et dans la méditation
de nos expériences, nous sommes convaincus que
les erreurs des allopathes sont plus dangereuses
que les actes prémédités par une mauvaise conscience et une volonté criminelle. Aussi à chaque
chose sa signification. On appelle assassinat l'acte
qui abrège ou détruit l'existence d'un semblable.
Le médecin dirait : cet homme s'est tué, si on l'ame-
nait devant un malheureux qui se fût ouvert les
veines, pour en faire couler son sang. Pourquoi
dirions-nous à l'homme de l'art qui procède de la
même manière : ce n'est pas vos saignées qui ont
tué le malade, mais la maladie, une circonstance
fortuite, ou la volonté d'en haut ? Non, nous n'avons
pas ce courage ou plutôt cette faiblesse ; car en
conférant le bonnet de docteur à un homme, on
ne le classe pas dans une catégorie particulière.
Nous ne pensons pas que cette cérémonie l'affran-
chisse à jamais de toute responsabilité et lui donne
un pouvoir absolu sur la vie de ses semblables.
Voilà pourquoi nous sommes étonnés que le
monde n'ait pas encore admis entièrement cette
vérité si simple, que le sang humain est un élément
indispensable à l'existence, et que les médecins
ont une autre mission que celle de faire une guerre

destructive à ce fluide si essentiel. Tout médecin devrait comprendre ce but de l'art de guérir, et agir en conséquence : car celui qui ne sentirait pas les exigences de cette mission, serait un ennemi dans une famille; et mieux vaudrait pour elle ne pas avoir de médecin que d'en avoir un semblable. Ce que nous disons pour la famille, nous pouvons le dire pour l'État ; et malheureusement, dans ce cercle plus vaste que celui d'une association de quelques personnes, la méthode funeste fait une bien plus riche moisson. Il est donc urgent, il est donc nécessaire de se hâter pour mettre un terme à de si grands malheurs. Car même en admettant que la mort atteigne le petit nombre d'hommes que l'allopathie sauve, le million d'êtres qu'elle tue ne serait pas condamné à périr. Ce que nous disons est si palpitant de vérité, que nous sommes sûrs que l'être le moins intelligent n'ira pas jouer un jeu où les chances sont toutes contraires. Les morts ne reviennent pas, et on ne voudra pas s'exposer à un hasard dont les suites ne sont pas réparables. Dès lors, ceux qui préconisent un système qui a pour but, non pas la conservation mais l'extinction de la vie ; ceux-là, disons-nous, ne sont pas des hommes ; ils peuvent ne pas être méchants, mais ils sont dans une erreur qui peut les rendre criminels. De pareils hommes sont à craindre ; il est des précautions à prendre contre eux : les fous ne sont pas les seuls qui fassent le mal. Il est donc de notre devoir, nous le répétons encore, de stigmatiser la méthode médicale dont nous sommes les adversaires, en présence de ces nombreux malades que l'usage de la lancette pousse fatalement au trépas. Nous devons mettre le doigt sur la blessure et crier bien haut pour do-

miner l'orage de la passion, les sarcasmes de l'intérêt et les cris désapprobateurs du préjugé. Le préjugé et l'intérêt s'épaississent sur l'intelligence de
l'homme et l'étreignent comme d'une peau d'élé-
phant. Mais il n'est qu'un moyen pour renverser
cette barrière : le fer seul peut la briser. La pierre
aussi ne laisserait pas jaillir la lumière, si elle n'eût
pas reçu le choc de l'acier.

FIN.

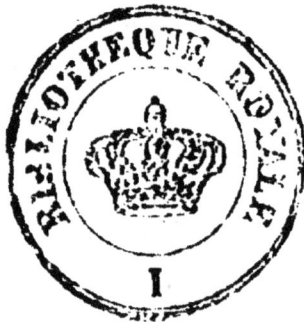

www.ingramcontent.com/pod-product-compliance
Lightning Source LLC
Chambersburg PA
CBHW071859200326
41519CB00016B/4456